AF620071

TRAITÉ
DE LA PLEURÉSIE,

Traduit du latin, de *Triller*,

Augmenté de Notes, et de Considérations-Pratiques sur la Péripneumonie Pituiteuse ou Bâtarde, la Pleurésie Bilieuse, et la Pleurésie Rhumatismale;

Par M.ce Mahot,

Docteur Médecin, Membre de la Société des Sciences et Arts du département de la Loire inférieure.

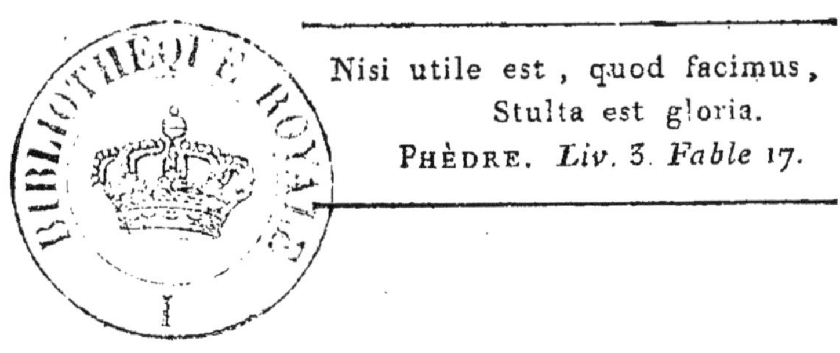

Nisi utile est, quod facimus,
Stulta est gloria.
Phèdre. *Liv.* 3. *Fable* 17.

A PARIS,

Chez GABON, Libraire, place de l'École de Médecine;
Et à Nantes, chez Busseuil jeune, Imprimeur-Lib.

1815.

PRÉFACE
DU TRADUCTEUR.

« *De toutes les maladies, si l'on en » excepte la fièvre pestilentielle, la pleurésie » est presque la plus dangereuse et la plus » promptement mortelle. Cependant, si l'on » aide à propos les efforts de la nature, si » l'on emploie dès le commencement les » moyens convenables, et qu'on s'oppose » courageusement à la violence du mal, il » n'est presque point d'affection maladive » qui cède plus promptement, et dont les » crises suivent une marche plus régulière; » mais il faut saisir et remplir les indications » à mesure qu'elles se présentent; il est » de la dernière importance de ne pas » perdre un seul instant.* »

Fréquente chez les individus de toutes les classes, la pleurésie l'est encore plus chez les gens les moins à portée de recevoir les secours d'une médecine éclairée. « *Chez » les gens endurcis au travail, se nour-*

» rissant d'alimens grossiers, menant une » vie dure et laborieuse.»

Il est donc, comme le dit un savant professeur (1), « *de la plus grande impor- » tance d'avoir une histoire exacte et com- » plette de la pleurésie inflammatoire.* »

Il est important aussi, d'avoir une méthode de traitement, tracée par un praticien habile, indiquant avec précision tout ce qu'il faut faire et tout ce qu'il faut éviter.

Le Traité de la pleurésie, de Triller, *un des meilleurs ouvrages de médecine-pratique qui existe, remplit ce but, à peu de choses près.*

Fondés sur l'expérience, les préceptes que donne cet auteur sont si simples, si clairs et si sûrs, qu'après l'avoir lu avec attention, il nous a semblé que, pour peu qu'on fut initié à la pratique de la médecine, on pourrait bien soigner une pleurésie inflammatoire.

---

(1) *Grimault*, Traité des fièvres, *tom.* 2, *p.* 129.

Un tel ouvrage ne saurait être trop répandu ; le traduire, est le meilleur moyen de le répandre.

Nous n'ignorons pas que certaines gens pensent qu'il est inutile de traduire les ouvrages de médecine, écrits en latin ; nous croyons cette opinion mal fondée relativement aux ouvrages de médecine-pratique; relativement surtout à celui-ci, qui devrait tenir sa place, non seulement dans les bibliothèques de tous les officiers de santé, mais encore dans celles de toutes les personnes charitables qui vivent à la campagne.

Au reste, nous n'avons, comme Triller *lui-même, « pour but, dans cette entreprise, que le perfectionnement de l'art, l'instruction du lecteur, et le salut des malades. »*

D'un livre déjà très-utile, nous nous sommes efforcé de faire un livre plus utile encore : dans cette vue, nous avons noté quelques erreurs de traitement, suppléé à quelques omissions, insisté sur quelques circonstances importantes, substitué à quel-

ques formules, des formules qui nous ont paru plus convenables, indiqué un régime plus approprié à nos goûts et à nos usages.

On trouvera peut-être que nous répétons notre auteur, et que nous nous répétons nous-même, relativement au danger de l'emploi des vomitifs, des purgatifs, et de tous les moyens qui peuvent intervertir les crises salutaires : les accidens qui en résultent dans la pleurésie sont si fâcheux, que nous avons pensé qu'on ne saurait jamais trop insister sur cet article. « Prenez » garde, dit Baglivi, (*Lib.* 1, *p.* 35), *de » donner dans la pleurésie des purgatifs, » dans la vue de faire cesser l'état inflam» matoire ; gardez-vous de rendre le ventre » trop libre par le fréquent usage des la» vemens. Tous ces moyens ne peuvent, » en effet, qu'augmenter la maladie, sup» primer les crachats, aggraver les symp» tômes, et causer la perte du malade. »*

Aux chapitres de Celse, *de* Théodore Priscien, *et de* Cœlius Aurelianus, *que* Triller *a placés à la suite de son Traité, et qui nous ont semblé moins propres à éclairer nos lecteurs, qu'à jeter de la confusion dans leurs idées, nous avons cru devoir substituer trois autres chapitres* (1), *où nous traitons brièvement de la* péripneumonie pituiteuse *ou* bâtarde, *de la* pleurésie bilieuse, *et de la* pleurésie rhumatismale.

Nous avons particulièrement insisté sur la pleurésie bilieuse ; comme elle se présente rarement dans un état de simplicité absolue, qui permette de l'attaquer dès le début par l'émétique, et que, donné mal à propos dans cette maladie, il devient presque sûrement mortel, nous avons fait nos efforts pour mettre les praticiens en garde contre son emploi inconsidéré.

Le titre de Traité de la Pleurésie, *est sans doute peu exact, les maladies dont* Triller *nous donne les histoires, sont plutôt des pleuropéripneumonies, que des pleurésies simples; mais il faut observer que cet ouvrage est celui d'un praticien qui emploie les dénominations les plus usitées,*

---

(1) Ces trois chapitres sont extraits, en grande partie, des ouvrages de *Stoll*, de *Quarin*, d'*Huxam*, etc.

qui a vu les maladies telles qu'elles étaient le plus communément, et non point celui d'un nosologiste qui doit toujours employer le mot propre, et qui choisit entre mille, pour completter son tableau systématique, une maladie simple et dégagée de toute complication (1).

---

(1) Cette réflexion est applicable aux dénominations de pleurésie bilieuse, pleurésie rhumatismale, etc., adoptées par les illustres médecins qui nous ont servi de guides.

TRAITÉ DE LA PLEURÉSIE.

APHORISMES PATHOLOGICO - SÉMÉIOTIQUES

SUR LA PLEURÉSIE.

1. La Pleurésie vraie (car il y en a une autre beaucoup moins dangereuse, qu'on appelle fausse ou bâtarde) est une maladie caractérisée par une fièvre aigue, avec douleur poignante et très - vive dans l'un ou l'autre côté de la poitrine, ou dans tous les deux à la fois; très - grande difficulté de respirer, et toux violente. Cette maladie est produite par la stase subite et inflammatoire du sang dans la plèvre, les muscles et les vaisseaux intercostaux; cette stase peut être causée, ou par l'inspiration de l'air froid, après s'être violemment échauffé et fatigué, ou par l'influence particulière d'une constitution atmosphérique pernicieuse. A raison du voisinage des parties, le médiastin, les poumons eux-mêmes partagent facilement cette affection dangereuse.

2. Elle peut au contraire se manifester primitivement dans les vaisseaux bronchiques, occuper la surface externe des poumons, et se communiquer ensuite à la plèvre qui tapisse l'intérieur de la poitrine, aux muscles intercostaux, et aux vaisseaux sanguins qui s'y distribuent.

3. Il est possible enfin que le mal occupe en même-tems les membranes, les muscles du thorax, et les poumons.

4. La plèvre n'est donc pas, comme on l'avait cru jusqu'ici, la seule partie affectée; en effet, l'inspection anatomique, ce flambeau de la médecine, a démontré que la substance du poumon elle-même participait à cette affection.

5. Il y a deux espèces de pleurésies, la sèche et l'humide.

6. Dans la pleurésie humide, qui, bien qu'elle ne soit pas exempte de danger, est plus bénigne que l'autre, il y a dès le premier jour de l'invasion des crachats abondans, écumeux qui présentent cependant des stries sanguinolentes.

7. Dans la pleurésie sèche, au contraire, quoique le malade soit tourmenté par la

toux et par les efforts qu'il fait pour cracher, ces efforts sont inutiles, ou bien procurent seulement l'évacuation d'une petite quantité de matière écumeuse.

8. *Bartolet*, d'après *Galien*, ajoute une troisième espèce de pleurésie, qu'il appelle stertoreuse et pernicieuse; (*Galien* lui donne une épithète grecque très-expressive, qui signifie très-inapte à la coction); dans celle-ci le malade n'évacue rien par les crachats, et ne tousse même pas.

9. Cette troisième espèce est la plus cruelle et la plus dangereuse de toutes; les symptômes qu'elle présente indiquent en effet que toute la capacité thorachique, et les poumons eux-mêmes sont, par suite de la congestion et de la concrétion du sang, dans un état de tension et de constriction spasmodique telle, que la force de contraction, et la force expultrice, sont entièrement anéanties; signe certain d'une mort prochaine.

10. Je crois cette distinction dépourvue de fondement. En effet, cette espèce de pleurésie n'est qu'une suite malheureuse de la pleurésie sèche: elle a lieu dans les cas où la nature ne concourt point à la gué-

rison, ou le médecin ayant négligé l'emploi des moyens curatifs, les forces du mal viennent à s'accroître, et la nature succombant totalement sous le poids qui l'accable, la gangrène et par suite la mort deviennent inévitables.

11. Cette pleurésie n'étant donc qu'une suite funeste de celle que nous avons appelée sèche, qui devient gangrèneuse et mortelle, soit par un traitement inepte, soit parce que la force du mal est excessive, soit enfin parce qne la nature n'a rien fait pour amener une terminaison salutaire, nous pensons que cette distinction est dépourvue de fondement, et absolument inutile.

12. La pleurésie attaque indistinctement tous les individus.

13. Cependant, comme le remarque aussi *Cœlius Aurelianus*, les hommes y sont plus sujets que les femmes.

14. Et parmi les hommes, elle est moins fréquente chez les vieillards que chez les jeunes gens et les individus parvenus à l'époque de la virilité confirmée.

15. Parmi ceux-ci, les sujets maigres et secs, dont les vaisseaux sont larges, y

sont plus exposés que ceux qui sont gras et d'un tempérament humide. Chez ces derniers, le calibre des vaisseaux est beaucoup moindre.

16. Ceux qui éprouvent habituellement des rapports acides, ont rarement aussi des affections pleurétiques, parce que chez eux le tissu des vaisseaux est peu résistant, le sang a peu de consistance, et peu de tendance à devenir phlogistique.

17. *Aretée* a fort bien observé que les enfans, à raison de la mollesse, de la souplesse et de la perspirabilité de toutes leurs parties, sont moins sujets aux affections pleurétiques.

18. J'ai cependant vu une fille de neuf ans, que cette maladie fit périr presque tout d'un coup : il est vrai qu'on eût peut-être pu la sauver, si ses parens, aveuglés par une tendresse mal entendue, ne se fussent pas opposés à la saignée.

19. Ceux qui font un usage habituel d'alimens indigestes et de mauvaise qualité, tels que les semences des plantes légumineuses, les viandes et le poisson salés et fumés; qui usent avec excès des boissons

spiritueuses, et surtout de l'eau-de-vie, sont très-souvent attaqués de pleurésie.

20. C'est par cette raison que les chasseurs, les soldats, les jardiniers, les paysans, les courriers, les cochers et les charretiers sont, comme il est bien prouvé par l'expérience, très-sujets à cette maladie.

21. Lorsqu'elle attaque les femmes, elle est pour l'ordinaire plus funeste que chez les hommes.

22. Pour l'ordinaire aussi, la douleur pleurétique occupe le côté droit, et le mal est alors moins dangereux.

23. Quoique *Rufus*, *Rhasès* et *Avicenne* aient une opinion contraire, il est pourtant bien certain que quand elle occupe le côté gauche, ce qui est plus rare, le danger est beaucoup plus grand, et la durée de la maladie plus considérable.

24. La surface du sang que l'on tire aux pleurétiques, est presque toujours recouverte d'une couenne lardacée, semblable à du suif, épaisse, tenace et si compacte, qu'on a de la peine à la diviser.

25. L'urine, après le cinquième jour, est pour l'ordinaire trouble, et offre un

dépôt; avant ce tems, elle est enflammée, claire, crue, sans nuage ni sédiment.

26. Quand, pendant toute la durée de la maladie, les urines ne déposent point, le danger est plus grand, on doit s'attendre à une crise plus difficile et plus tardive.

27. Les jours critiques sont ordinairement le cinquième, le septième, le neuvième, le onzième, le quatorzième, et enfin le vingtième; c'est à ces différentes époques, en effet, que la maladie redouble ses efforts, efforts qui tendent à la guérison, quand la nature les seconde, ou bien à la mort ou à la suppuration, quand elle vient à succomber.

28. La diarrhée qui se manifeste au commencement de la maladie, est très-dangereuse et presque toujours mortelle; elle indique, en effet, comme le dit *Cœlius Aurelianus*, l'intensité du mal.

Mais lorsqu'elle survient quand la maladie est plus avancée, et que les plus fâcheux symptômes se sont adoucis, elle est alors salutaire, et hâte le retour de la santé. *Valleriola*, *Panarolus* et plusieurs autres, ont consigné dans leurs écrits, plusieurs exemples de ce fait, qui sont très-remarquables (1).

30. Ceux chez lesquels la douleur, après la saignée, se porte vers les clavicules et les omoplates, et se propage dans le dos, périssent très-rarement, ou pour mieux dire ne périssent presque jamais ; ce qu'il est important de noter, afin de pouvoir en déduire un pronostic aussi consolant pour le malade, qu'honorable pour le médecin.

31. quoique de toutes les maladies, si l'on en excepte la fièvre pestilentielle, la pleurésie soit presque la plus dangereuse, et la plus promptement mortelle, cependant, si l'on aide à propos les efforts de la nature, si l'on emploie dès le commencement les moyens convenables, et qu'on s'oppose courageusement à la violence du mal, il n'est presque point d'affection qui cède plus promptement, et dont les crises suivent

---

(1) *Note du Traducteur.* Avant la crise parfaite, la diarrhée n'est jamais utile dans la pleurésie, au contraire, elle supprime les crachats, les sueurs, augmente l'oppression, et le médecin doit se hâter de l'arrêter aussitôt qu'elle se manifeste. (La diarrhée, qui survient dans la pleurésie et la péripneumonie, est un mal. *Hip. sect. VI, aph.* 16.)

une marche plus régulière ; mais il faut saisir et remplir les indications, à mesure qu'elles se présentent ; il est de la dernière importance de ne pas perdre un seul instant.

32. Ceux qui ont déjà éprouvé une affection pleurétique, sont plus exposés à en être attaqués de nouveau ; ils éprouvent presque toujours de la difficulté de respirer, ce qui tient à ce que les lobes des poumons contractent entr'eux, à la suite des pleurésies, des adhérences que l'ouverture des cadavres a démontrées à *Bonet*, ainsi qu'à moi.

33. On doit, sans tarder, depuis le premier jour de l'invasion, jusqu'au quatrième inclusivement, faire des saignées fréquentes et copieuses aux malades attaqués de pleurésie. Si la violence des symptômes l'indique, et que les forces du malade le permettent, on peut même encore, avec beaucoup d'avantage, saigner le septième et même le huitième jour ; mais il est important de remarquer qu'on ne doit alors employer ce moyen, qu'avec une extrême circonspection, et qu'il ne faut rien oser ni tenter, sans une nécessité urgente.

34. Il est d'observation, que les pur-

gatifs les plus doux, et qui dans d'autres cas seraient parfaitement innocens, sont pour l'ordinaire très-nuisibles et excitent beaucoup de troubles dans les maladies pleurétiques (1).

---

(1) *Note du Traducteur.* Ceux, dit *Hippocrate*, (*Foës. p.* 396. *de victu acut.*) qui dès le commencement veulent résoudre les inflammations au moyen des purgatifs, n'enlèvent rien de l'humeur qui distend et enflamme les parties affectées ; car tant que l'état de crudité subsiste, aucune portion de cette humeur ne peut céder à l'action des purgatifs.

On ne fait donc dans ce cas que consumer ce qui pourrait encore être sain et résister à la maladie ; ainsi le corps s'affaiblit, le mal prend le dessus et devient incurable.

Et un peu plus haut, il dit : dans ce cas la saignée est le premier remède que l'on doive employer.

Ces préceptes applicables presque toujours aux maladies aiguës, toujours aux maladies inflammatoires, le sont surtout aux affections pleurétiques, dans lesquelles l'usage inconsidéré des purgatifs, est ordinairement mortel.

Nicheli rapporte qu'un homme attaqué d'une fièvre inflammatoire, mourut le jour même d'une purgation très-légère. Le médecin pour s'excuser fit voir la formule à M. *Radff*, qui reconnut toute la douceur du purgatif ; cependant il ne balança pas d'assurer qu'il avait été donné mal à propos, qu'il avait interverti la crise, et décidé la mort. (*Grimauld, traité des fièvres, tome 2, page 47.*)

Hippocrate, a vu un purgatif donné dans une pleurésie, décider le délire, qui fut suivi de la mort. *Foës. de morb. vulg. lib. V. sect. p.* 1142.

35. L'expérience démontre, au contraire, que les lavemens doux, détersifs et antiphlogistiques, donnés en petite quantité, sont extrêmement utiles.

36. Les pleurétiques qui, du premier au cinquième jour, éprouvent un écoulement de sang rouge et vermeil par les narines, se guérissent pour l'ordinaire par les seules forces de la nature, lors même que l'on aurait négligé de pratiquer la saignée. Il en est de même des hémorroïdes, qui venant à fluer copieusement, terminent la maladie, et sont un gage assuré de salut.

37. Mais si l'hémorragie ne survient qu'après le cinquième jour, que le sang soit noir, qu'il ait la viscidité et la couleur de la poix, alors, quoique l'écoulement soit abondant, il ne procure point de soulagement, et il est rare que le malade échappe. Il en est de même du sang évacué en grande quantité par les selles, il n'indique, en effet, rien autre chose que l'état gangréneux de tout le canal intestinal.

38. Les pleurétiques chez lesquels on a négligé l'emploi des moyens convenables, surtout de la saignée, et qui, lorsque les premiers jours sont écoulés, n'éprouvent point

d'autre mal que l'élévation et le gonflement de l'un ou l'autre hypocondre, périssent suffoqués au bout de quelques jours, ou même de quelques heures, par l'effet d'une métastase subite et inattendue.

39. Cet état annonce, en effet, qu'une grande quantité de sang putride et corrompu, s'est déjà épanchée dans la cavité de la poitrine; que les poumons opprimés par cet épanchement purulent, ne peuvent plus s'acquitter de leurs fonctions, et que la mort est par conséquent inévitable.

40. L'expérience a souvent démontré qu'on devait regarder comme un excellent signe, les abcès qui, dans la pleurésie, surviennent derrière les oreilles, aux jambes, sous les aisselles, ou dans quelques autres parties du corps, et qui sont remplis d'un pus blanc et bien élaboré; ils indiquent, en effet, que la nature, par un travail salutaire, a su délivrer les parties intérieures plus essentielles, d'un sang corrompu, et le porter à l'extérieur sur des parties moins nobles; mais ce travail de la nature est rare et douteux.

41. Cette terminaison indique d'ailleurs que dans le commencement de la maladie,

on n'a point administré les secours nécessaires, et qu'on a entièrement omis la saignée, ou du moins qu'on ne l'a pas répétée aussi souvent qu'il l'eût fallu.

Aphorismes ajoutés par le Traducteur.

42. Quand dans la pleurésie le malade cherche à sortir de son lit, et demande à s'habiller, le cas est ordinairement mortel.

43. Si le dévoiement survient dans la pleurésie avant la crise terminée, il faut l'arrêter le plus promptement possible.

44. On doit par conséquent éviter avec soin, tout ce qui peut intervertir les crises salutaires, qui doivent principalement s'effectuer par l'expectoration et par les sueurs ; rien n'est plus propre à intervertir ces crises, que des mouvemens vicieusement dirigés vers le canal intestinal.

45. Dans les pleurésies malignes, et dans la pleurésie en général quand la maladie est trop avancée pour pouvoir employer les saignées, les principales ressources consistent à l'extérieur, dans les vésicatoires; mais il faut alors les prodiguer ; et à l'intérieur dans l'usage des loochs et juleps camphrés.

46. Dans la pleurésie inflammatoire, quand la douleur et la difficulté de respirer sont extrêmes, les saignées ne sont point contr'indiquées par l'évacuation des règles et des vuidanges. (*Grimauld,* tom. 2, pag. 467. — *Lamothe*, traité des accouchemens.)

CHAPITRE PREMIER.

Du siège, de la nature, de l'origine et de la durée de la Pleurésie en général.

1. Nous avons indiqué en peu de mots dans les aphorismes précédens, ce que c'est que la pleurésie et ce qui lui donne naissance.

2. Nous avons dit que cette affection suppose la préexistence d'une stase sanguine qui s'est faite tout d'un coup dans les vaisseaux pulmonaires, stase qui dégénère rapidement en inflammation considérable; nous avons dit que ces causes portent bientôt leur influence sur la membrane externe des poumons, qui n'est qu'une continuation de la plèvre, et non seulement l'inflammation de cette membrane est accompagnée nécessairement de celle des muscles et des vaisseaux intercostaux, mais quelquefois même de celle du diaphragme, comme cela est prouvé par l'exemple rapporté par *Heurnius*, témoin oculaire du fait.

3. C'est donc à tort que cette affection ne tire son nom que de celle de la plèvre ; en effet, l'ouverture des cadavres a clairement démontré que chez plusieurs pleurétiques qui avaient succombé, les poumons seuls étaient enflammés, remplis de suppuration, et pour l'ordinaire, adhérens à la plèvre, qui ne paraissait nullement affectée. Ces faits ont été observés et attestés par *Baronius*, *Sennert*, *Rivière*, *Platerius*, *Zecchius*, *Jul.-Cœs. Benedictus*, *Jo. Faber*, *Gotofr. Vogler*, *Bonet*, *Boerrhaave*, *Hoffmann*, et surtout *Pierre Servius*, qui dans trois cents cadavres de pleurétiques, qu'il ouvrit à Rome, a constamment trouvé un des lobes des poumons altéré et rempli de matières putrides, tandis que la plèvre était restée intacte, ou du moins légèrement altérée. *Welschius*, et d'après lui *Hoffmann*, dans son immortel ouvrage de médecine systématique, attestent la même chose; on doit surtout consulter l'excellente dissertation que ce dernier a donné sur la pleurésie et la péripneumonie. Ces faits, comme l'observe *Cœlius Aurelianus*, avaient même été déjà connus par quelques médecins anciens, tels qu'*Euriphon*, *Evenor*,

nor, *Praxagoras*, *Philotinus* et *Hérophile*. (Voyez *cap.* 16, *de acutis morb. lib.* 2, où l'on rencontre, sur cet article, une foule de choses qui méritent d'être notées, et qui prouvent qu'il n'était pas éloigné de cette opinion).

4. Il est évident, d'ailleurs, que l'affection de la plèvre, des muscles et des vaisseaux intercostaux, ne peut donner naissance aux accidens fâcheux qui accompagnent la pleurésie, la toux, les crachats sanguinolens, la gêne de la respiration, et vers la fin de la maladie, l'évacuation salutaire qui se fait par l'expectoration, en sont je crois des preuves irrécusables.

5. En effet, quoiqu'il soit constant que la plèvre et les muscles intercostaux, concourent beaucoup à la respiration, on peut cependant croire avec raison, que l'affection de ces parties ne pourrait produire seule une dyspnée si considérable, une toux si opiniâtre, et moins encore devenir la cause des crachats sanguins ou purulens.

6. Il est donc bien démontré, suivant mon opinion, que la pleurésie et la péripneumonie ont, à raison du voisinage des parties, une affinité si grande, qu'il ne

peut guère exister de pleurésie sans péripneumonie, quoique cette dernière affection puisse ne pas être accompagnée de la première. *Hippocrate* l'avait bien observé, et c'est à tort que *Freind* a voulu nier ce fait, qui a été attesté et démontré par *Hoffmann*. C'est donc avec raison que *Cœlius Aurelianus* a dit que la pleurésie dans le période d'augment, avait beaucoup de tendance à dégénérer en péripneumonie.

7. Il n'existe donc point, à mon avis, de pleurésie vraie, c'est-à-dire, accompagnée de fièvre aigue et de chaleur brûlante, (car il est une autre espèce de pleurésie pituiteuse ou rhumatisante, séreuse ou catharrale, qui, comme l'observe *Lommius*, est pour l'ordinaire sans fièvre) sans péripneumonie, tandis qu'au contraire la péripneumonie vraie peut exister sans pleurésie; mais ce cas est très-rare. C'est pour cela que le même traitement convient à-peu-près à ces deux maladies : cette doctrine est confirmée par l'expérience journalière, et appuyée sur l'autorité d'*Hippocrate*, d'*Aretée*, de *Cœlius Aurelianus*, de *Théodore Priscien*, et de plusieurs médecins plus modernes, dont on doit consulter les ouvrages.

8. Je pense donc qu'il est beaucoup plus exact, comme l'ont fait quelques uns, d'appeler la pleurésie, pleuro-péripneumonie, ou péripneumo-pleurésie. *Vincent Baron* qui a donné un excellent traité sur cette matière est, si je ne me trompe, le premier qui ait adopté cette dénomination.

9. Cette inflammation excessive des vaisseaux bronchiques pulmonaires et intercostaux suppose un sang visqueux, tenace, facilement coagulable, et déjà disposé à former des concrétions polypeuses.

10. C'est pour cela que ceux qui font usage de ragoûts préparés avec trop de recherche, assaisonnés avec le poivre et d'autres aromates échauffans, d'alimens malsains, salés, fumés, et autres substances indigestes, sont plus exposés que les autres à la pleurésie, surtout quand ils y joignent les boissons visqueuses et spiritueuses, telles que l'eau-de-vie de grains ou de vin, les liqueurs et les vins factices, qui semblent n'avoir été inventés que pour abréger les jours des malheureux mortels.

11. C'est aussi pour cette raison que les voyageurs, les chasseurs, les soldats, les

paysans, les courriers, les jardiniers, les charretiers, les muletiers, les palfreniers, les portefaix, les ouvriers et tous les gens endurcis au travail, menant une vie misérable, et se nourrisant d'alimens grossiers, sont très-fréquemment attaqués de pleurésie.

12. Surtout quand après s'être fort échauffés par une course rapide, ou s'être mis en sueur par un travail violent, ils viennent à respirer un air trop froid; car il cause plus promptement la stagnation du sang et bientôt l'inflammation, que suivent la putréfaction et la gangrène.

13. Cela doit clairement nous démontrer pourquoi cette maladie est plus fréquente au commencement du printems, quand le froid se fait encore sentir; dans l'automne, quand la constitution est désordonnée; enfin surtout, pendant les froids de l'hiver. Tout le monde sait, en effet, que le froid a la propriété de coaguler et d'épaissir toutes les liqueurs qui peuvent se congeler, et personne n'ignore que pendant les froids rigoureux, l'huile, l'eau et le vin deviennent solides, de fluides qu'ils étaient auparavant.

14. Je remarquerai donc en passant, combien il est ridicule et vain, d'attribuer la stase pleurétique à la présence d'un acide, comme l'ont fait *Van Helmont*, *Jac. Van Hadden*, *Silvius* et plusieurs autres, qui ont la folie de jurer sur la parole de leurs maîtres, dont ils n'ont reçu, pour me servir de l'expression de *Lactance*, que la sottise pour tout héritage. Cet acide est donc parfaitement innocent de tous les maux qu'on lui attribue; c'est un être purement imaginaire, et qui n'a d'existence que dans les cerveaux brûlés de ces bâtisseurs de systêmes. L'inflammation pleurétique n'est point due, en effet, à la présence d'un acide dans le sang, mais bien à ce que le sang altéré, épaissi, polypeux, a déjà par l'influence de diverses causes, acquis de la disposition et de l'aptitude à cette espèce de stase, qui dégénère si facilement en inflammation considérable.

Si l'acide était la véritable cause de la pleurésie, personne ne serait plus exposé à cette affection, que ceux qui éprouvent des rapports acescens, et cependant *Hippocrate*, fondé sur l'expérience, affirme que ceux qui sont sujets à ces rapports acides, ne sont jamais attaqués de pleurésie (1).

Le tems a déjà fait justice des opinions de *Van Helmont*, de *Silvius*, de *Swabb*, sur la présence et les effets de l'acide, et *Bohn*, *Berger*, *Boerhaave*, *Freind*, *Sydenham*, *Hoffmann*, *Baglivi* et quelques autres, qui sont comme eux les flambeaux de la médecine, tout en écartant ces idées erronnées, ont su tracer la véritable route que nous devons suivre.

Jamais, en effet, l'expérience n'a démontré que les remèdes anti-acides aient été de quelqu'utilité pour diminuer l'énergie du levain pleurétique, ce qui prouve évidemment que l'acide n'est point la cause du mal, et qu'on emploirait en vain pour le combattre, les médicamens propres à combattre la diathèse acescente.

Au reste, les hommes les plus disposés à adopter et à imaginer ces systêmes erronés, sont ceux qui, pleins d'une folle

---

(1) Aphor. 33, sect. 6.

présomption, dédaignent et l'observation et l'étude de la nature, et abandonnent la véritable route, pour courir après de vaines chimères, se repaissent de fumée, et croyent trouver au fond de leurs creusets et dans leurs fourneaux chymiques, et la nature et la cause des maladies : vaine entreprise, qui n'est jamais couronnée de succès, qui ne fait que les couvrir d'une honte méritée, qui expose à la risée du vulgaire le plus noble de tous les arts, et le malade à une mort certaine.

CHAPITRE II.

De l'extrême nécessité, de l'usage et de l'efficacité de la saignée dans la pleurésie.

1. De toutes les maladies connues, il n'en est presque point, si l'on en excepte la peste, qui parcoure ses périodes avec plus de rapidité et de violence, qui soit plus promptement mortelle, que la pleurésie.

2. Mais il n'en est point aussi, qui céde plus promptement et plus facilement à l'emploi d'un traitement convenable.

3. Les remèdes, au moyen desquels s'opère la guérison de cette maladie, ne sont ni précieux, ni d'une préparation difficile; ils ne sont point décorés de titres magnifiques, on ne les apporte point des extrémités de la terre, ils sont au contraire faciles à préparer, on les trouve partout, ils sont d'un usage domestique, ils sont tous à très-bas prix; mais dans la maladie dont nous nous occupons, leurs

vertus et leur efficacité les rendent véritablement inappréciables.

4. Des lancettes, de l'eau, du vinaigre, du miel, du nitre, de l'orge, de l'huile, et quelque autre chose de cette espèce, sont les seuls spécifiques nécessaires pour opérer la guérison; seuls ils suffisent pour mettre un frein à la violence de la maladie, et la conduire à une heureuse terminaison.

5. Occupons nous d'abord de la saignée, qui doit être presque notre unique espoir, et qui dans cette maladie, est le seul moyen duquel dépend le salut des pleurétiques: lorsqu'en effet, on la pratique à tems, dès le commencement, qu'on la répète suffisamment, et qu'on tire une quantité de sang convenable, la fureur du mal s'annéantit et est étouffée dès sa naissance. Si l'on vient, au contraire, à omettre la saignée, ou bien si par timidité on n'en fait pas d'assez répétées, ni d'assez copieuses, il reste peu d'espoir de salut pour le malade, et, bien qu'on cherche à la remplacer par les médicamens les plus vantés, il demeure exposé aux plus grands dangers. Tous les autres moyens, de quelques titres fastueux qu'ils soient décorés, seront donc inefficaces et vains,

sans la saignée. Employés méthodiquement, ils produiront au contraire d'excellens effets, si l'on à soin de la pratiquer avant de songer à en faire usage.

6. Je ne crois pas que cette méthode curative puisse trouver de contradicteurs; l'expérience et l'observation de la nature l'avaient indiquée à ces illustres flambeaux de la médecine antique, *Hippocrate*, *Galien*, *Aretée*, *Aëtius*, *Cœlius Aurelianus*, *Celse* et plusieurs autres; leur exemple a été suivi, parmi les modernes, par des médecins fameux, par *Sydenham*, *Willis*, *Duret*, *Houllier*, *Baillou*, *Barbette*, *Sennert*, *Baron*, *Tulpius*, *Etmuller*; de nos jours, par *Baglivi*, *Boerhaave*, *Hoffmann*, enfin, par tous ce qu'il y a de plus sensé et de plus instruit en médecine, et le nombre en est si grand, qu'il serait inutile et même impossible de les citer tous.

7. Pouvait-on, en effet, recourir à un autre moyen que la saignée, puisqu'elle seule, quand elle est pratiquée à tems, qu'elle est suffisamment large et répétée, peut mettre un frein à la fougue sanguine, s'opposer aux stases qui ont lieu çà et là, dans les extrémités vasculaires, opérer une

révulsion salutaire, prévenir la putridité, la purulence, le sphacèle, la gangrène et la suffocation; produire enfin mille autres effets avantageux qu'il est inutile d'énumérer ici.

8. *Van Helmont*, homme triste, morose, trop avide de gloire, plein de mépris pour tous ceux qui en ont acquis, est je crois le seul qui ait embrassé une opinion contraire; ingénieux et ardent lorsqu'il s'agit de créer des paradoxes, il écrit et il parle souvent comme ferait un homme endormi qui rêve, ou un malade en délire : ennemi mortel de la saignée, il répète sans cesse que dans la pleurésie surtout, on doit la fuir comme la peste et le poison; il prétend dans ses rêveries, qu'il existe dans la poitrine je ne sais quel acide accumulé et stagnant; il le regarde comme la cause de la pleurésie, et il en conclut qu'on doit guérir cette maladie seulement à l'aide de remèdes anti-acides, et surtout du sang de bouc, moyen réprouvé par l'expérience, et qui ne peut trouver d'approbateurs que parmi les fossoyeurs, dont il a dû faire la fortune. L'insensé, lui-même il mourût pleurétique! ni le sang de bouc, ni le priape de cerf, qu'il avait tant préconisés,

ne purent l'arracher au trépas, et certes, ce prétendu possesseur de secrets capables d'éterniser la vie, n'aurait pas pu fléchir l'inexorable Pluton, quand il eût autour de ses autels fait ruisseler le sang de tous les boucs du monde. Il nous a donc, lui-même, prouvé par ce malheureux exemple, de quel chimérique espoir son art conjectural et imaginaire avait su le remplir, et combien peu on doit avoir de confiance dans ce sang de bouc si vanté.

9. Mais ce serait perdre son tems et celui du lecteur que de l'employer à refuter de pareilles rêveries, elles sont si futiles et si vaines, que comme une vapeur légere, elles se dissipent et s'évanouissent d'elles-mêmes. La pleurésie est donc un ennemi qu'on ne peut dompter qu'avec le fer, qu'on ne peut vaincre qu'en faisant ruisseler son sang par des blessures répétées.

10. Mais après avoir bien démontré qu'on doit nécessairement dans cette maladie pratiquer la saignée, sans tarder, sans hésiter et sans craindre, il se présente quatre questions très importantes, et qui renferment tout ce qu'on doit savoir sur le traitement de la pleurésie ; je vais tâcher d'y

répondre d'une manière satisfaisante, quoique le plus brièvement possible.

11. On demande, 1.° quand on doit pratiquer la saignée? 2.° combien de fois on doit la répéter? 3.° dans quel lieu doit on la pratiquer? 4.° enfin, quelle quantité de sang on doit tirer?

12. Quant au tems où l'on doit pratiquer la saignée, tous les médecins fameux que nous avons cités, sont d'accord sur ce point; tous conviennent, et la raison et l'expérience l'ordonnent, qu'elle est d'autant plus avantageuse que le mal est plus récent, et que le malade à moins perdu de ses forces.

13. Il est donc très-convenable de saigner dès le premier jour de la maladie; on peut très-utilement encore le faire le second et le troisième; plusieurs assurent qu'on peut avec succès employer cet excellent moyen jusqu'au quatrième. S'appuyant alors de l'autorité de *Celse*, de *Galien* et de ceux d'entre les modernes qui ont suivi leur doctrine, le plus grand nombre des médecins n'ose plus saigner passé cette époque. Au rapport de *Cœlius Aurelianus*, *Praxagoras*, plus hardi, saignait cependant le

cinquième, et il est des cas désespérés, où la saignée ayant été omise dans ce premier intervalle, par suite de la négligence du malade, de l'ignorance ou de la timidité du médecin, on doit, quoique le succès soit alors très-douteux, y avoir encore recours, parce que c'est l'unique ressource qui reste, quand le mal est urgent, quand sans cela la perte du malade paraît évidente, et qu'il est menacé d'une suffocation prochaine.

14. Il m'est arrivé de faire pratiquer la saignée le cinquième, le sixième, le septième, et même le huitième jour, et d'avoir par ce moyen arraché des malades des portes du tombeau, et les avoir rendu à la vie. On pourra s'en assurer en lisant les différentes histoires de maladies pleurétiques qui suivent, et dont j'atteste la vérité et l'exactitude.

15. Je suis cependant bien éloigné de conseiller de pratiquer légèrement la saignée à ces différentes époques, ce n'est qu'après avoir mûrement examiné et pesé toutes les circonstances; ce n'est que lorsque le degré de chaleur encore subsistant, la respiration, l'état du pouls, et les autres symptômes lui

indiquent que le malade conserve encore des forces, que le médecin peut en conscience, et sans exposer ni le malade ni sa réputation, tenter l'emploi de ce moyen. En négligeant ces précautions extrêmement nécessaires, on ne fait que rendre la mort du malade plus certaine, et se couvrir d'ignominie (1).

16. Répondons maintenant à la seconde question. Combien de saignées doit-on faire? Autant que l'exigera la violence du mal, et que le permettra l'état des forces du malade; état que le médecin connaîtra par celui de la respiration, et principalement du pouls. Quant à moi, des observations répétées, m'ont démontré que trois ou quatre saignées suffisaient quand la première et la seconde avaient été assez copieuses.

17. La couleur, l'aspect, la consistance du sang qu'on vient de tirer, indiquent encore clairement et fidèlement au médecin

---

(1) La sècheresse de la toux, la douleur vive, les crachats qui ne présentent encore aucun signe de coction sont les principaux symptômes qui peuvent engager à pratiquer la saignée à une époque avancée de la pleurésie, en y joignant les autres considérations présentées par l'auteur. (*Note du Traducteur*).

habile, combien de fois la saignée doit être répétée.

18. En effet, le sang des pleurétiques se couvre aussitôt qu'il est refroidi, d'une croûte blanche, souvent épaisse d'un ou deux doigts, tenace, polypeuse, difficile à diviser et dont l'aspect est à-peu-près le même que celui du suif fondu, ou de ces couches saccharines dont les confiseurs recouvrent leurs ouvrages. J'ai vu même très-souvent le sang pleurétique absolument semblable pour la forme, la couleur et la consistance, à un foie d'oie farci.

19. La présence de cette croûte indique d'une manière très-certaine que le sang est fort inflammatoire; aussi faut-il réitérer la saignée jusqu'à ce qu'elle diminue ou même qu'elle disparaisse entièrement, ce qui arrive pour l'ordinaire après la seconde ou la troisième. Tant que le sang est recouvert de cette croûte, la situation du malade est incertaine et même dangereuse.

20. Je ne suis donc pas, au moins sur cet article, de l'avis de *Lancisi* et de *Baglivi*, qui prétendent que la présence de cette croûte blanche et sébacée est un signe avantageux, et qui doit nécessairement accompagner

accompagner le sang pleurétique ; que les malades sont dans le plus grand danger, quand leur sang est vermeil, semblable à celui des gens en santé, dépourvu enfin de la croûte dont nous avons parlé.

21. Pour moi je pense au contraire qu'elle est un indice certain de la gravité de la maladie. Elle augmente, en effet, en proportion de la stase et de l'inflammation du sang ; elle existe ordinairement quand la maladie devient plus grave et plus dangereuse, mais elle n'existe pas toujours : en effet, si l'on vient à saigner dès le début et dès le premier jour d'une pleurésie, la croûte est à peine apparente, ou du moins le sang n'est recouvert que d'une légère pellicule lactiforme ; c'est ce que nous avons vu deux fois. C'est donc avec raison que *Cœlius Aurelianus*, dit (*L.* 2, *Acut. Morb. C.* 13.) « le sang qu'on tire aux pleurétiques est fluide, et n'est point condensé » ; mais il est bien évident qu'il ne s'agit ici que du sang tiré dans les premiers tems de la maladie, et s'il arrive que l'on vienne à pratiquer la saignée quelques jours plus tard, la croûte s'épaissit et devient plus apparente. La même

chose a lieu dans tous les cas de fièvres ardentes et inflammatoires. Ainsi, dans la petite-vérole, le sang qu'on tire le premier jour de l'invasion, est vermeil et semblable à celui des gens en santé; tandis que si l'on vient à saigner le deuxième, le troisième ou le quatrième jour, il est déjà très-dense, phlogistique et couvert d'une croûte blanche, parfaitement semblable à celle qui couvre le sang des pleurétiques; ce qu'ont fort bien observé *Boerhaave* et *Sydenham*, et ce que j'ai observé moi-même quelquefois.

22. Lors que cette croûte existe, elle indique que le sang est déjà devenu purulent, ou qu'il a de la tendance à le devenir, si l'on néglige l'emploi de la saignée et des moyens anti-phlogistiques; il est donc évident que les pleurétiques, dont le sang ne se couvrira point de cette croûte, pourront être guéris plus facilement et plus sûrement; ainsi, la présence de la croûte pleurétique est un symptôme fâcheux, et loin d'annoncer une moindre intensité de la maladie, elle annonce plutôt qu'elle est et plus grave et plus dangereuse.

23. Il ne faut point craindre avec *Baglivi*, lorsque le sang est vermeil et semblable

à celui des gens en santé, que cette matière qui forme la croûte blanchâtre, reste profondément fixée dans les poumons, et y devienne la cause d'accidens funestes. Lorsqu'en effet, le sang présente la croûte pleurétique, la matière qui la forme n'existe pas seulement dans le sang qui circule dans le thorax et les poumons, mais bien dans toute la masse sanguine. Ce qui le démontre d'une manière évidente, c'est que si l'on saigne à la jugulaire, au bras ou bien au pied, le sang sera, dans tous les cas, recouvert de cette croûte blanchâtre. Lors donc que le sang est vermeil, qu'il ne présente aucun signe d'altération, on doit en conclure, avec assurance, que le reste de la masse est de même exempt d'altération, que l'inflammation n'est point encore parvenue au dernier degré, et ne pas croire que la matière couenneuse reste seule fixée dans les poumons, tandis qu'au grand détriment du malade, la portion de sang qui reste encore vermeil, pur et fluide, lui est enlevée par la saignée. On peut assez ordinairement juger des qualités d'un tout, par celle de ses parties, et la rapidité de la circulation ne permet pas de douter que le sang tiré par la saignée, ne soit, par sa couleur, sa nature et sa consistance, un échantillon fidèle de celui qui reste encore dans les vaisseaux.

24. Le médecin ne doit donc point désespérer du salut du malade, quand le sang ne présentera point de couenne pleurétique; il doit au contraire rendre grace au hasard qui lui a présenté des malades dont le sang n'offre point encore ce signe, malheureusement trop certain, du dernier degré d'une inflammation purulente; il doit dès-lors espérer, qu'avec l'aide de Dieu, il lui sera possible encore, d'étouffer le mal à sa naissance, et de rendre plus facilement le malade à la vie et à la santé. L'application du doigt, une seule goutte d'eau suffisent pour étouffer une étincelle; mais lorsqu'elle a été négligée et qu'elle a déjà excité un grand incendie, les seaux, les pompes et les crochets ne peuvent plus l'arrêter ni l'éteindre.

25. Il me reste encore à examiner ici une observation du grand *Sydenham*, observation curieuse, mais moins importante que la précédente, et sur laquelle je ne m'arrêterai pas long-tems. Il prétend avoir observé que quand le sang des pleurétiques

ne sort point de l'ouverture faite à la veine par un jet horisontal, mais qu'il coule perpendiculairement le long du bras, il ne se forme point alors, bien que l'écoulement ait été assez rapide, il ne se forme point, dis-je, à la surface, de croûte blanche, épaisse et tenace comme dans les autres cas; il avoue en même-tems, avec franchise, qu'il ignore la cause de ce phénomène, qu'il est, en effet, assez difficile d'expliquer.

26. Quant à moi, quoique j'aie cherché plusieurs fois, par l'examen le plus attentif, à m'assurer de la vérité de ce fait, je n'ai cependant jamais observé cette différence, j'ai toujours vu au contraire, que le sang qui avait coulé en formant l'arcade, de même que celui qui avait rampé lentement et goutte à goutte le long de la peau, se couvraient également, et peu d'heures après la saignée, de cette funeste couche blanchâtre.

27. Il est même très-rare, à raison de l'épaississemement du sang pleurétique et de la gêne que la circulation éprouve dans les poumons, que le sang forme l'arcade en sortant de la veine; pour l'ordinaire il

s'écoule lentement et perpendiculairement le long du bras, souvent même il faut que le malade, par le mouvement des doigts, hâte son écoulement, qui sans cela deviendrait impossible, et cependant il présente presque toujours à la surface ce tegument blanchâtre dont nous avons parlé, d'où l'on peut conclure que l'observation de *Sydenham* est inadmissible, au moins dans notre pays.

28. Je suis bien loin pourtant de vouloir accuser ce grand homme d'inexactitude ou d'infidélité, il est possible que l'influence du climat où il pratiquait, une disposition particulière du sang, ou quelques autres causes inconnues aient donné lieu à ce phénomène singulier : il se peut aussi que le hasard ait présenté à ses observations des individus dont la maladie était encore dans son début, et dont la bénignité était encore telle, que le sang n'avait point acquis ce *summum* d'inflammation nécessaire pour qu'il puisse présenter la croûte blanchâtre. Il n'est point étonnant alors qu'il ne l'ait pas aperçue (1).

(1) Quand le sang est inflammatoire, la formation de la couenne pleurétique ne tient point précisément à ce que le sang a coulé par arcade, mais à la

29. Mais revenons à l'objet principal, occupons nous de la troisième question. Où doit-on pratiquer la saignée dans la pleurésie? Les plus grands maîtres de l'art, *Sydenham*, *Baglivi*, *Willis*, *Pierre Brissot*, et surtout *René Moreau*, *Bartolet*, *Baron*, qui cependant balance, *L. Septalius*, *Matth. Curtius*, *Deusingius*, *Hoffmann*, *Boerhaave*, *Barbette*, *Dolœus* et plusieurs autres, et par-dessus tous, le le grand *Hippocrate*, affirment d'une voix unanime, que la première saignée doit être faite préférablement au bras, du côté affecté. Quelques autres, au contraire, dont l'autorité n'est pas d'un moindre poids, tels que *Cœlius Aurelianus*, *Avicenne*, *Argenterius*, *Sennert*, *Tim. de Guldenklée*, et même l'illustre *Scaliger*, pensent qu'on doit pratiquer la saignée au bras, du côté opposé à celui qui est affecté,

---

lenteur ou à la vîtesse avec laquelle il sort de la veine. En effet, si le sang sortant par arcade, mais par un filet capillaire, ou bien goutte à goutte en rampant le long du bras, perd aussitôt sa chaleur et sa fluidité, et se coagule à mesure qu'il tombe dans le vase qui le reçoit, il est impossible que la séparation de la partie lymphatique qui forme la couenne pleurétique puisse avoir lieu. (*Note du Traducteur.*)

ou bien au pied, parce que, disent-ils, tout le sang contenu dans le système circulatoire présente des qualités identiques, et pourvu qu'on en diminue l'excessive quantité, il importe peu de quel vaisseau on le tire. Au reste, ce n'est point ici le moment de renouveler les vives discussions auxquelles, du tems de *Vesale* surtout, cette question a donné lieu. Elle a été traitée fort au long par *Bartolet, L. 5, C. 7*, et par d'autres, parmi lesquels nous citerons *Moreau*, dans son excellent traité *De Sang. miss. in Pleurit.*

3o. Quoique la dernière opinion ne soit pas dépourvue d'une apparence de vérité, et qu'elle puisse être admissible dans le cas où la santé n'a point éprouvé d'altération; dans l'état de maladie, on ne peut l'admettre, au moins d'une manière absolue. En effet, la circonstance est alors extrêmement différente, et l'expérience démontre évidemment, que le choix du lieu et des vaisseaux où l'on doit pratiquer la saignée, devient d'une importance majeure. On pourrait, au reste, en faveur de l'une et l'autre opinion, alléguer beaucoup de raisonnemens, qui, bien qu'ils ne soient pas absolument dépourvus d'utilité, seraient ici parfaitement déplacés.

31. Dans la pleurésie surtout, il importe de déterminer avec le plus grand soin et d'une manière précise, le lieu où l'on peut pratiquer la saignée avec le plus d'avantage. La violence de cette cruelle maladie est si excessive, la turgescence sanguine est si considérable, il est si difficile de la réprimer, que si l'évacuation qui doit dégager la nature du poids qui l'opprime, n'est pas faite le plus près possible du lieu affecté, la saignée non seulement ne produit point un soulagement complet, ou du moins partiel, mais devient même nuisible.

32. Fondé sur le témoignage de la raison et de l'expérience, je conseille donc de pratiquer la saignée, et surtout la première, au bras du côté affecté, soit à droite, soit à gauche. J'ai, en effet, observé plusieurs fois que la saignée pratiquée de cette manière, procurait au malade beaucoup de soulagement, et rendait la respiration plus libre. Toutes les fois, au contraire, que j'ai essayé de faire ouvrir la veine au bras, du côté sain, loin de soulager le malade, j'ai vu la gêne de la respiration augmenter, et l'agitation devenir plus violente, ce qui est évidemment prouvé par les histoires des malades 3 et 4.

33. Je me rappelle avec plaisir, que parmi plus de quarante pleurétiques qui ont été confiés à mes soins, à des époques différentes, il n'en est peut-être pas un seul chez lequel, après la première saignée, un peu copieuse, et pratiquée au bras, du côté affecté, la douleur pleurétique ne se soit assoupie comme par enchantement, la respiration auparavant gênée ne soit devenue plus libre; tous disaient éprouver un état de mieux être et de repos, tel, qu'il leur semblait renaître, ou du moins sortir du tombeau.

34. Mais il est rare qu'on puisse complettement terrasser d'un seul coup ce terrible ennemi; s'il accorde une trève, elle n'est jamais de longue durée, jamais il ne donne une paix solide et certaine; tant qu'il est retranché dans l'intérieur du thorax, comme dans une forteresse, on doit craindre sa perfidie, on doit s'attendre à des efforts nouveaux et souvent plus redoutables Aussi, pour l'ordinaire, vers le soir ou pendant la nuit, les douleurs et les anxiétés renaissent, et la fièvre qui pendant un instant était assoupie, recommence avec plus de fureur.

35. Dès qu'on s'aperçoit de cette exacerba-

tion, il faut sur-le-champ, même pendant la nuit, saigner, soit au bras, soit comme je l'ai fait très-souvent avec encore plus de succès, au pied, toujours du côté affecté; on opère par ce moyen une révulsion salutaire, on diminue le trop grand afflux du sang vers les parties qui sont déjà engorgées et obstruées par un sang épais et visqueux, et en le déterminant vers les parties inférieures, moins importantes à la vie, on parvient à débarasser la poitrine.

36. Mais lors même qu'après la seconde saignée le mal n'est point encore entièrement anéanti, lorsque le pouls reste dur, inégal et fréquent, que la respiration est laborieuse, pénible et entrecoupée, il est évident que l'on n'a point encore tiré assez de sang, il faut donc faire une troisième, et même si cela est absolument nécessaire, une quatrième saignée, que l'on pratiquera au pied, soit du côté affecté, soit du côté sain. La quantité de sang qu'on doit tirer ne doit pas alors être trop considérable, et doit toujours être proportionnée aux forces du malade, et déterminée par la considération des autres circonstances dont nous avons parlé.

37. D'après ce que nous venons de dire,

il n'est pas difficile de répondre à la quatrième question, qui a rapport à la quantité de sang que l'on doit tirer. Il faut en tirer autant que la violence de la maladie paraîtra l'exiger, autant que les forces, l'âge, la constitution, l'état du malade sembleront le permettre; circonstances que doit toujours considérer avec la plus grande attention, le médecin honnête, prudent, exercé et circonspect.

38. Si on a par exemple affaire à un malade jeune, vigoureux, ayant de l'embonpoint, n'ayant jamais été sujet antérieurement à aucune maladie, regorgeant de sang et de sucs bien élaborés, à un malade ayant le visage rouge, les yeux *proéminens*, chez lequel les artères temporales battent avec violence, les carotides et les jugulaires sont gonflées, et qui par l'effet de toutes ces causes réunies, est menacé de délire ou de suffocation, il est certain qu'un tel individu supportera plus facilement une saignée trop copieuse, même immodérée et plusieurs fois répétée, qu'un être faible, grêle, émacié, affaibli par des maladies précédentes, et ayant à peine la quantité de sang nécessaire. Il est donc absolument impossible de déterminer par des

règles générales et précises, la quantité de sang que l'on doit tirer, parce que cette quantité doit varier infiniment d'après des circonstances en apparence très-minutieuses. Ainsi le célèbre *Heurnius* rapporte *L.* 4, *Inst. med. cap.* 4, *p.* 505, qu'il lui est arrivé de tirer, d'une seule fois, plus de quatre livres de sang, à un malade affecté d'une pleurésie grave qui occupait les deux côtés de la poitrine; il ajoute qu'il sauva par ce moyen cet individu, que tous les assistans croyaient dévoué à une mort certaine. Quelque louable que soit cet exemple, quelque glorieux qu'il puisse être pour celui qui l'a donné, cependant il est bon de remarquer que pour l'imiter sans imprudence, il faut avoir et le talent et l'expérience de *Heurnius*. (Voyez sur cet article l'ouvrage de *Baron. De pleuripneum. L.* 2, *cap.* 10.)

39. On peut cependant en général poser pour principe, qu'il y a moins d'inconvénient à tirer trop que trop peu de sang; en effet, *Sydenham* et *Boerhaave* ont très-bien remarqué, d'après *Hippocrate*, que dans cette terrible maladie, les petites saignées sont plus nuisibles que les saignées copieuses, et l'on doit remarquer, surtout,

que la première doit être très-large, doit excéder la mesure, et même selon *Galien*, *Aëtius* et quelques autres, être portée jusqu'à la défaillance. Il ne faut cependant en venir là, que très-rarement, et seulement dans le cas de nécessité pressante, dans le cas où la violence de la maladie est poussée à l'excès. Il serait à craindre, en effet, qu'on affaiblît trop les forces vitales du malade, et que la nature manquât ensuite d'énergie pour opérer la coction, l'évacuation des crachats et les autres crises salutaires; c'est ce qu'ont très-bien observé *Willis*, et après lui *Hoffmann*. Je crois devoir citer ici, à tous ces médecins timides, qui tremblent au seul nom de saignée, qui n'osent répandre une goutte de sang, ces belles paroles de *Tulpius*, paroles dignes d'une éternelle mémoire: « Ne vaut-il pas bien mieux prolonger la vie, en employant avec prudence des moyens un peu plus énergiques, que d'avancer la mort par une timidité déplacée. Cette sollicitude, mal fondée, est pernicieuse et cruelle. Il faut tirer du sang quel que soit l'âge et le sexe du malade, et en tirer d'autant plus qu'il conservera plus de forces, et que la violence du mal l'exigera plus impérieusement. » Suivant ce précepte de *Celse*, « quand le danger est pressant, on doit faire ce qu'on ne ferait pas dans d'autres circonstances. » Il dit encore plus haut : « quelle est cette folie, vous craignez dans le commencement de faire au bras une légère blessure, vous craignez de répandre un peu de sang, et vous pouvez ensuite vous résoudre à inciser la poitrine elle-même, à en tirer alors, non plus quelques onces de sang, mais des bassins remplis de pus, et cela pendant plusieurs mois, que dis-je, souvent pendant plusieurs années. »

40. Quoiqu'on ne puisse pas, comme je l'ai déjà remarqué, déterminer d'une manière précise la quantité de sang que l'on doit tirer, je dirai pourtant ce que l'expérience m'a appris sur cet article. On doit évacuer par la première saignée, qui doit être la plus copieuse, de dix ou douze onces de sang, jusqu'à quinze ; par la seconde, de huit à dix onces ; par la troisième ou la quatrième, si elle est nécessaire, depuis six ou sept onces, jusqu'à huit ; de sorte que le *maximum* de la quantité de sang qu'on doit tirer en quatre fois, doit s'élever

à trente ou quarante onces. Ce calcul est à-peu-près le même que celui de *Sydenham*. Il faut avouer cependant qu'il est très-rare que j'aie été jusques-là, et que lors même que j'ai été forcé de faire trois ou quatre saignées, j'aie tiré plus de vingt-quatre ou vingt-six onces de sang, ce qui sera prouvé par les différens exemples que je rapporterai ci-après. D'après cela il ne sera pas difficile au médecin instruit, de déterminer ce qu'il doit ajouter ou soustraire de ces quantités, lorsqu'il considérera les différences que lui présenteront les différens malades qu'il aura à traiter, différences décidées par l'âge, la nature, le tempérament et l'idiosyncrasie de chaque sujet.

41. Je ne me lasserai donc point de répéter ce précepte important et salutaire. Si l'on veut arracher les pleurétiques à une mort certaine, il ne faut point être avare de leur sang, et il faut en tirer hardiment dès la première saignée, jusqu'à ce que pouls faiblisse et devienne même vacillant. C'est de cette première saignée, faite convenablement, que dépend le salut des malades; les autres peuvent ensuite être beaucoup moins copieuses, on peut même quelquefois

fois s'en passer, comme le prouvent les observations ci-jointes.

42. Les symptômes suivans indiqueront d'une manière certaine qu'on a tiré une quantité de sang suffisante : un pouls égal et constamment paisible, la diminution des douleurs de la poitrine, la respiration plus libre, l'expectoration de crachats cuits, gras et jaunâtres, expectoration accompagnée de soulagement, une douleur vive ressentie par les malades vers les omoplates, les clavicules et même dans toute la région dorsale, douleur qui, comme nous l'avons observé, se manifeste pour l'ordinaire bientôt après la première, la seconde ou enfin la troisième saignée.

43. je sais fort bien que la plupart des médecins qui ont écrit sur la pleurésie, ont regardé ce symptôme comme pathognomonique, comme l'indice d'une maladie plus grave, et qu'ils ont, d'après cela, imaginé l'existence d'une pleurésie scapulaire et dorsale qui n'existe point réellement; quant à moi, s'il m'est permis d'opposer l'expérience à l'expérience, je puis affirmer avec vérité que je n'ai jamais vu ce symp-

tôme exister dès le début de la maladie ; que toujours, au contraire, je l'ai vu se manifester dans le progrès, vers le quatrième ou le cinquième jour, et qu'il a toujours été un indice heureux et certain de la guérison des malades ; de sorte que j'ai presque toujours pu prédire, avec assurance, que la maladie ne serait pas mortelle chez ceux qui, aussitôt après les premières saignées, ressentaient une douleur violente vers les clavicules, les omoplates ou la région dorsale. Cette observation due à *Hippocrate*, a été depuis confirmée par *Baglivi* et *Boerhaave*.

44. Cet augure ne m'a jamais trompé, et aussitôt que ce symptôme salutaire se manifestait, aussitôt qu'une douleur vive, incommode, gravative, se faisait ressentir daus le dos et vers les épaules, j'ai toujours vu les malades qui, jusqu'alors avaient été sans mouvement, sans sentiment et sans espérance de salut, je les ai vu dis-je, revenir à eux peu à peu, et d'une manière sensible, reprendre leurs forces, et recouvrer enfin la santé dans l'espace de quelques jours. Ces douleurs ressenties dans le dos et les épaules, annoncent, en effet, que

la matière pleurétique, auparavant fixée sur un seul point de la poitrine, commence à devenir plus mobile, à se résoudre, qu'elle est résorbée et portée dans le torrent de la circulation, ou, par l'effet des forces et du travail de la nature, elle est mise en état d'être évacuée plus facilement, par les différens émonctoires, comme l'a fort bien observé le grand *Boerhaave*.

45. Pour terminer ce que nous avions à dire sur la saignée, et les moyens de la pratiquer avec succès, il me reste encore un conseil à donner; je vais le faire en peu de mots. L'expérience démontre, comme nous l'avons dit, que le sang des pleurétiques est épais, visqueux, presque aussi noir et aussi tenace que de la poix, de sorte que non seulement il coule difficilement quand on ouvre la veine, mais même qu'il ne coule pas du tout, principalement quand on pratique la saignée au pied, parce que la circulation est plus lente dans ces parties; c'est ce que j'ai vu plus d'une fois. Il est utile, dans ce cas, de frictionner les bras, avant la saignée, avec des flanelles chaudes, de faire sur ces parties des fomentations avec des éponges

imbibées d'eau chaude, de plonger les pieds dans un bain tiède, afin de rendre, par ces moyens, le sang plus fluide et en favoriser l'issue. Il vaut mieux saigner les malades couchés qu'assis, car pour l'ordinaire ils éprouvent, dans cette dernière situation, des défaillances, ou du moins beaucoup d'anxiété. Il faut que l'ouverture de la veine soit large et profonde ; il faut, pour faciliter l'écoulement du sang, que le malade tousse fréquemment, qu'il remue le bras, et surtout le pouce ; il faut aussi qu'il éternue s'il lui est possible ; pour cet effet, on emploie les plus violens sternutatoires, ce qui réussit quelquefois, mais rarement, car les pleurétiques n'éternuent que difficilement, à raison de la douleur excessive qu'ils ressentent au côté, et de la gêne de la respiration. (Voyez *Tulpius*, *Livre* 2., *Baglivi*, et surtout *Boerhaave.*)

46. En voilà assez, je crois, relativement à la saignée. Ceux pour lesquels il reste encore quelque chose à désirer, peuvent consulter les excellens ouvrages de *Brissot* et de *Moreau*, sur la saignée dans la pleurésie. Quoique je me sois fort étendu sur cet article, je ne pense pas

cependant avoir rien dit de trop ; comme c'est de l'emploi de ce moyen que dépend le salut des malades, que lui seul constitue presque tout le traitement, il était nécessaire d'indiquer tout ce qu'il importe de remarquer, tout ce qu'il convient de faire, de sorte que personne ne put nous attribuer ses erreurs, en nous accusant d'avoir écrit d'une manière obscure ou trop peu étendue. Passons à l'examen des autres moyens.

CHAPITRE III.

Méthodes curatives, conseillées par les divers Auteurs, dans la Pleurésie. Appréciation exacte de ces Méthodes.

1. POUR ne rien omettre de ce qui peut être utile, surtout à ceux qui font les premiers pas dans la carrière médicale, nous allons maintenant indiquer en peu de mots les moyens que l'on doit employer dans la pleurésie, après avoir pratiqué la saignée avec les précautions convenables. Il importe, en effet, de fixer d'une manière précise les opinions de ceux qui n'en n'ont point encore de solidement établies; et tous ceux qui n'ont que des connaissances théoriques et superficielles, sont toujours douteux et incertains.

2. Les médecins qui ont écrit sur la pleurésie, ont proposé et recommandé tant de méthodes curatives différentes, d'une exécution difficile, incertaines, dangereuses même, et nuisibles, qu'il me serait

impossible de les passer en revue, et qu'il ne serait pas facile au lecteur d'avoir assez de patience pour les examiner toutes : il suffira donc de remarquer ici, en peu de mots, que la route que les médecins ont jusqu'à présent suivie, a été fort éloignée de la véritable; qu'ils n'ont point assez considéré le caractère de la maladie, et qu'ils n'ont point connu le traitement qui lui convenait ; il faut donc dissiper l'erreur, et faire, s'il est possible, luire à sa place le flambeau de la vérité.

3. Quelques médecins conseillent les purgatifs, d'autres les proscrivent, ceux ci vantent l'efficacité des lavemens, ceux-là les condamnent. *Silvius* n'a de foi que dans les diaphorétiques, et surtout les sels volatils, tandis que d'autres les rejettent avec horreur. Les béchiques et les expectorans, dans lesquels certaines gens mettent toute leur confiance, sont réprouvés par d'autres. *Hartman* et *Ruland* prétendent que les vomitifs peuvent seuls guérir la maladie; *Willis* les regarde comme très-incertains et dangereux ; mais il attribue mille vertus à son julep anti-pleurétique, qu'il compose, pour lui donner sans doute une saveur plus agréable, avec le crotin de cheval ; ne faisant

en cela, au rapport de *Dieteric* (1), que ce qu'avait fait long-tems auparavant lui *Philippe Melanchthon*. Quant à *Van Helmont*, son spécifique est le sang de bouc; mais pour qu'il ait toutes les vertus qu'il lui attribue, et qu'il élève jusqu'aux nues, il faut l'obtenir d'un bouc vierge, en enlevant à ce pauvre animal les parties de la génération : le sang qui s'écoule de la plaie que l'on fait pour y parvenir, est à son avis le meilleur remède qu'on puisse employer contre la pleurésie. Il serait fastidieux de parler ici de plusieurs autres moyens encore plus ineptes, ou plus superstitieux; il est inutile de prendre la peine de les réfuter, et comme nous n'avons pas le loisir d'en faire un examen qui exigerait plusieurs volumes, le petit nombre que nous avons indiqué suffira pour nous faire juger des autres.

4. Pour moi, fondé sur des observations exactes et fidèles, je vais maintenant porter un jugement sur ces diverses opinions, et indiquer ce qu'il faut éviter,

---

(1) *Jatr. Hippocrat.*, *pag.* 996. On trouvera dans cet endroit beaucoup de choses sur la pleurésie.

ce qu'il faut imiter ou suivre. Quoique les purgatifs soient par fois conseillés par les anciens médecins, tels qu'*Hippocrate*, *Galien*, *Tralles*, *Cœlius Aurelianus*, *Celse* et quelques autres, j'avoue cependant que je suis peu disposé, dans le progrès et la vigueur de la maladie, à mettre en usage ceux même qui sont les plus doux, tels que la rhubarbe, la casse, le séné, le tamarin, etc. Quelque légère que soit, en effet, l'irritation qu'ils portent sur le canal intestinal, elle trouble les efforts que la nature dirigeait vers une autre partie, et en les déterminant vers l'abdomen, elle supprime quelquefois les crachats, ce qui est très-fâcheux dans cette maladie. Par suite de cette suppression, la fièvre augmente, la difficulté de respirer devient plus considérable, la douleur de côté devient plus vive, de sorte que les malades sont réduits à la dernière extrémité. Je conseille donc de n'employer ces purgatifs anti-phlogistiques, que vers le déclin de la maladie, et jamais surtout avant le quatorzième jour.

5. Les lavemens sont, à mon avis, bien préférables et sujets à beaucoup moins d'inconvéniens; ils humectent, rafraîchissent, opèrent une légère dérivation. Aussi,

fondé sur l'autorité d'*Hippocrate*, de *Sydenham* (1) et de plusieurs autres, tous les jours, ou tous les deux jours j'en fais donner un vers le soir, parce que c'est pour l'ordinaire à cette époque que les douleurs deviennent plus vives; mais ces lavemens doivent être très-doux, plutôt tièdes que chauds. On ne doit les composer qu'avec le petit-lait, les décoctions d'orge, d'avoine, de mil, de riz, auxquelles on peut joindre l'oxymel, le miel, un ou deux gros de nitre, de sel de prunelle, ou d'arcanum duplicatum. En humectant, en modérant l'excessive chaleur, en évacuant doucement, ils diminuent la plénitude, la tension des vaisseaux, rendent la respiration plus libre, et procurent la nuit, du sommeil et du repos (2).

---

(1) *Sydenham* dit *pag.* 166, *chap.* 3 « ou je ne fais point donner du tout de lavemens, (dans la pleurésie) .... ou je n'en prescrits que de très-simples, composés de lait et de sucre. »

(2) Il est tellement dangereux, comme le dit *Triller* lui-même, de troubler les mouvemens de la nature, en déterminant vers le canal intestinal des efforts critiques qu'elle dirigeait vers une autre partie, que je pense qu'on doit en général proscrire les lavemens avant le neuvième jour; si cependant une indication pressante en nécessitait l'usage, il faudrait *qu'ils fussent très-doux, plutôt tièdes que chauds,* et

6. Quant aux diaphorétiques actifs, aux alexipharmaques, aux bézoardiques aux sudorifiques, aux sels volatils, à l'esprit thériacal surtout, et à tous ces médicamens violens, prônés par *Silvius* et ses sectateurs; je ne saurais répéter trop souvent, qu'on doit les éviter avec plus d'horreur, que les serpens et les chiens enragés; les employer, serait verser de l'huile sur le feu; il ne font qu'exciter encore d'avantage la fougue sanguine, pousser avec plus de violence le sang vers le cœur et les poumons, augmenter l'obstruction des vaisseaux qui devient telle, que les artères tuméfiées, compriment les

---

se garder surtout d'y faire entrer *l'oxymel, le nitre à la dose d'un ou deux gros, et l'arcanum duplicatum*; « *ce dernier sel irritant plus les intestins que les autres sels neutres*, » est spécialement contr'indiqué. (*Desbois de Rochefort*, Matière Médicale, tom. 1, pag. 147.)

Grimauld qui conseille d'ailleurs les lavemens dans les affections inflammatoires, quand la fièvre est fort vive, dit cependant, « il faut y renoncer, quand la coction est parfaitement établie, et que les évacuations critiques sont imminentes, parce qu'en sollicitant les mouvemens vers les intestins, on pourrait troubler d'une manière vicieuse les mouvemens de la nature. » (*Grimauld*, tom. 2, pag. 47.)

Il faut, comme l'on voit, une certaine sagacité pour employer à propos les lavemens dans les affections inflammatoires, et surtout dans la pleurésie. (*Note du Traducteur.*)

veines, et que les malades finissent par mourir suffoqués, comme l'a très-bien observé *Boerhaave*.

7. A tous ces inconvéniens se joint encore celui de la sueur, qui, excitée par la violence et l'activité brûlante de ces médicamens, expose le malade aux plus grands dangers. En effet, le sang qui était déjà trop épais, trop visqueux, trop disposé aux stases, se trouve privé (perte irréparable pour le malade) de la partie séreuse et fluide qui est alors si précieuse et absolument nécessaire pour que le mouvement circulatoire puisse encore avoir lieu : il en résulte, que les stases, déjà existantes, ne font que s'acroître, et que la dégénération gangréneuse, purulente ou squirreuse n'en est que plus prompte, qu'il s'en forme de nouvelles, souvent plus fâcheuses que les premières, et qui deviennent plus promptement et plus sûrement mortelles. Si, malgré l'emploi inconsidéré de ces funestes moyens, quelques individus échappent à la mort par l'effet de leur bonne constitution, ou plutôt par une espèce de miracle, on doit les regarder comme des êtres fortunés, qui ont pu se sauver d'un horrible incendie.

8. Les médicamens béchiques, et ceux qu'on nomme expectorans, sont plus nuisibles qu'utiles, dans le début de la maladie ; ils augmentent, en effet, l'ardeur sanguine et fatiguent les poumons, en excitant la toux, qui est alors inutile ; il ne faut donc point les employer avant le cinquième jonr (1), mais quand les crachats commencent à présenter des signes de coction,

---

(1) Il est probable que les médicamens béchiques et expectorans que *Triller* proscrit avant le cinquième jour, sont des remèdes actifs et chauds, qui sont en effet nuisibles, non seulement avant ce cinquième jour, mais dans tout le cours de la maladie ; cependant il en est dont on peut, dont on doit même faire usage dès le début, tels sont le looch blanc, de la pharmacopée de *Baumé*, et le julep suivant :

Sirop d'althea simple	2 onces.
Sirop de gomme adraganth	1 once.
Sirop d'extrait d'opium par digestion.	½ once.
Eau commune	4 onces.
Eau de fleur d'orange.	q. s.

Mêlez et faites prendre, ainsi que le looch blanc, par cuillerée d'heure en heure. On fera usage aussi, avec beaucoup d'avantage, d'une tisanne composée avec

Racine d'althea	2 gros.
Gomme arabique	1 gros.
Orge mondé	3 gros.
Dattes	n.° 2.
Sucre	3 onces.

Faites bouillir dans une pinte et demie d'eau, réduite à une pinte. (*Note du Traducteur.*)

quand ils sont plus onctueux, plus abondans, qu'ils commencent à prendre cette teinte jaune qui est d'un si bon augure, la nature nous montre le chemin, et l'on peut l'aider dans son travail, en prenant soin d'éviter toujours les remèdes chauds, surtout ceux que l'on nomme élixirs pectoraux; il faut aussi se garder de l'usage abusif du safran, dont la vapeur narcotique se porte sur le cerveau, augmente la chaleur, et s'oppose à l'expectoration de la matière muqueuse, bien loin de la provoquer. On peut en général en dire autant de toutes les préparations opiatiques (1), du laudanum, du philonium, de la jusquiame, et de tous les soporifiques de cette espèce, qui, par l'effet des mêmes causes, sont tous, comme *Hoffmann* l'observe d'après *Alexandre de Tralles*, décidément pernicieux et mortels dans les maladies de ce genre. On emploie avec bien plus de succès les expectorans doux, tels que l'huile d'a-

---

(1) Le sirop d'extrait d'opium par digestion, ne doit pas être compris dans les préparations opiatiques que *Triller* proscrit : après les saignées, quand la douleur est encore très-vive, l'insomnie opiniâtre, la toux sèche, ce médicament donné avec prudence, est un auxiliaire des plus utiles. (*Note du Traducteur.*)

mandes douces, récente et exprimée sans feu, mêlée intimément avec le sirop d'althéa de *Fernel*, celui de violette, de jujubes, de pas-d'âne, d'érisimum composé et autres semblables. On peut donner encore l'infusion théiforme des plantes pectorales, telles que la véronique, le tussilage, la pulmonaire, l'hysope, le capillaire, la sauge et autres. (1). On ajoute du miel à cette infusion, que le malade doit boire tiède et à doses fréquemment répétées.

9. Quant aux vomitifs, je les crois dangereux et nuisibles (2), et je conseille de s'en abstenir pendant tout le cours de la maladie. Ils ne font que fixer plus profondément dans la poitrine la matière pleurétique qui y est déjà logée; il ne font par conséquent qu'augmenter l'inflammation; ils causent la rupture des vaisseaux déjà distendus outre mesure par l'accumulation d'un sang épaissi, *et, les malades après avoir éprouvé des*

---

(1) La sauge, l'hysope et quelques-unes des préparations ci-dessus, sont trop chaudes pour être employées dans le début, et même comme je l'ai dit, dans tout le cours de la pleurésie inflammatoire. (*Note du Traducteur.*)

(2) Même mortels, comme le dit l'auteur quelques lignes plus bas. (*Note du Traducteur.*)

hæmoptysies et des vomissemens de sang, qu'il est presque impossible d'arrêter, périssent misérablement. Il est donc bien étonnant que *Ruland* et ses sectateurs, aient été assez audacieux pour conseiller l'emploi de moyens si dangereux, et qui peuvent avoir des suites aussi funestes, et il n'est pas moins étonnant qu'il se soit trouvé depuis, des hommes assez aveugles pour les imiter. Il est pourtant, selon *Hoffmann*, un cas ou les vomitifs peuvent être employés avec avantage, c'est celui d'une espèce d'affection pleurétique qui peut survenir, quand, par suite des excès de table, l'estomac et les intestins sont gorgés de matières saburrales et distendus par les vents; mais comme pour bien distinguer cette pleurésie de la véritable, il faut toute la sagacité d'*Hoffmann*, et que cette sagacité est très-rare, il vaut mieux s'interdire absolument l'usage des vomitifs (1).

10. Les juleps de *Willis*, homme d'ailleurs très-recommandable, ne sont certainement pas nuisibles quand on les emploie

(1) On ne saurait trop engager tous ceux qui exercent la médecine, à bien se pénétrer de ces importantes vérités. (*Note du Traducteur.*)

à tems pour faciliter l'expectoration, mais il est bon d'en retrancher ces excrémens de cheval, qu'il faut reléguer dans les pharmacies stercorales de *Paullinus*, de *Ruland* et autres. Quoique ces excrémens ne soient pas entièrement sans vertu, il est aujourd'hui peu de gens qui pussent s'accommoder de pareilles friandises, et la pharmacie nous fournit d'ailleurs une foule de médicamens qui peuvent remplacer avec avantage ces juleps, sans en avoir les inconvéniens. Il est donc fort inutile de présenter aux malades ces médicamens dégoûtans.

11. Je ne fais pas plus de cas du spécifique de *Van Helmont*, spécifique élevé jusqu'aux nues, et composé avec le sang d'un bouc, tiré par la plaie qu'on faisait à cet animal, en lui enlevant les parties de la génération. Quant à moi, l'expérience m'a prouvé plus d'une fois, que ce sang, eût il été fourni par le bouc le plus noir et le plus puant, n'était absolument d'aucune utilité. Ce n'est point en prodiguant le sang des boucs qu'on peut parvenir à rendre la santé aux pleurétiques, c'est en n'épargnant pas celui des malades; et si quelques-uns d'entr'eux ont pu éviter la mort en

négligeant l'emploi de la saignée, et en faisant usage seulement du sang de bouc, on doit plutôt attribuer leur salut à une espèce de miracle, à la force de leur constitution, aux bonnes qualités de leur sang surtout, qu'à la vertu du remède.

Je me souviens d'avoir vu en 1733, tandis qu'une épidémie pleurétique désolait les contrées qui sont sur les bords du Rhin, un médecin qui pratiquait dans le voisinage, et qui, par suite de son ignorance et de l'horreur qu'il avait pour la saignée, laissait mourir ses malades, pour épargner leur sang. Les semences de chardon-marie, le sang de bouc, les mâchoires de brochet et quelques drogues de cette espèce, avaient seuls sa confiance; aussi tous les pleurétiques qui étaient confiés à ses soins, périssaient-ils misérablement le cinquième ou le septième jour. Après leur mort, les côtés de la poitrine paraissaient couverts de taches livides et noires, comme s'ils eussent été frottés d'encre ou de suc de violettes; ces taches étaient dues à la surabondance et à la congestion d'un sang épaissi, congestion qui avait eu lieu dans ces parties, parce qu'on avait négligé l'emploi de la saignée. Les autres médecins, qui, moins prodigues du sang des boucs, étaient moins avares du sang de leurs malades, guérissaient au contraire tous les pleurétiques qu'ils traitaient, et moi-même, sur plus de vingt, je n'en n'ai perdu qu'un seul, encore celui-là fut-il victime de l'opiniâtreté avec laquelle il s'opposa à la saignée; l'empyème survint et il mourut.

CHAPITRE IV.

De la Méthode curative, simple, facile, naturelle et la plus sûre qu'on doit employer dans le traitement de la Pleurésie.

1. Après avoir jeté un coup d'œil sur les différentes méthodes curatives conseillées par les différens auteurs, méthodes que nous avons la plupart condamnées ; il nous reste à exposer en peu de mots la nôtre, ou plutôt celle d'*Hippocrate*, c'est-à-dire, celle qui est la plus conforme à la raison, et indiquée par la nature elle-même. Celui qui a lu avec fruit l'examen que nous venons de faire de ces différentes méthodes, examen qui nous a conduit à déterminer celles qui sont erronées, parviendra facilement à la connaissance de la vérité.

2. Aussitôt après avoir fait une large saignée qui, comme nous l'avons dit, est dans ces cas le remède héroïque, je donne

une mixture pectorale, résolutive et anti-phlogistique, que je fais prendre à la dose d'une cuillerée par heure; cette mixture est composée des eaux distillées de véronique, de tussilage, de pulmonaire, d'hysope, de sauge, de fenouil et autres de même vertu, auxquelles je joins les poudres absorbantes, préparées avec les yeux d'écrevisses, les écailles d'huîtres, les mâchoires de brochet, l'antimoine diaphorétique, le sel de prunelle, l'extrait aqueux d'écorce de cascarille, et l'oxymel simple, le sirop d'althéa de fernel, celui d'érysimum, celui de jujubes, ou quelqu'autre de même nature; et nous avons presque toujours vu ces moyens diminuer la chaleur, rendre la respiration plus facile, apaiser la toux et favoriser l'expectoration (1).

3. Ensuite, pour éteindre la soif qui tourmente ordinairement les malades, je leur fais prendre fréquemment une tisanne légère, faite avec la décoction d'orge, l'oxymel, ou seulement le miel et un peu de nitre. La décoction d'orge est en effet très-efficace dans cette maladie, comme l'a fort bien

(1) Le looch blanc et le julep que j'ai indiqués *p.* 61, me semblent préférables à cette mixture. (*Note du T.*)

démontré *Jo.- Thom. Minadous*, d'après *Hippocrate* et les autres médecins de l'antiquité. (*Voyez son Dialogue sur l'usage de la décoction et de la crême d'orge, dans la pleurésie.*) Rien n'est, en effet, plus nuisible que la soif dans les maladies inflammatoires, et en humectant les viscères échauffés on parvient à délayer le sang, à diminuer sa densité, et les stases sanguines se dissipent peu à peu : on obtient parfaitement ce but à l'aide du miel et du vinaigre ou de l'oxymel. Il n'est rien, en effet, qui puisse résoudre plus puissamment et plus doucement les concrétions sanguines, résister à la putridité, atténuer la viscosité des humeurs, prévenir la gangrène, que ces deux remèdes aussi efficaces qu'ils sont simples et faciles à préparer. Il est donc presque impossible de terminer heureusement la cure d'une affection pleurétique, si après la saignée, on n'emploie pas l'oxymel, et cette opinion est appuyée de l'autorité d'*Hippocrate*, d'*Aretée*, de *Galien*, d'*Alexandre* de *Tralles*, de *Cœlius Aurelianus*, de *Théodore Priscien*, d'*Hoffmann*, de *Boerhaave*. etc. Je puis même attester ici que j'ai guéri des gens de campagne par le seul moyen des saignées répétées, et de l'eau d'orge avec l'oxymel, donnés en grande abondance (1).

4. J'ai coutume aussi de faire tous les jours, ou tous les deux jours, suivant l'état des forces du malade et l'intensité de la maladie, j'ai coutume, dis-je, de faire prendre un lavement vers le soir, parce que c'est pour l'ordinaire à cette époque que la douleur de côté devient plus vive. Je fais donner ce lavement tiède et assez copieux; je le compose avec la décoction d'orge, à laquelle j'unis le miel ou l'oxymel, avec le sel de prunelle ou l'arcanum duplicatum, ou bien, comme *Sydenham*, avec le lait et le sucre. On parvient ainsi à diminuer l'inflammation interne, à tempérer l'acrimonie, et l'on procure au malade un sommeil tranquille (2).

---

(1) Le vinaigre a sans doute les qualités antiputrides et résolutives que lui attribue *Triller*, mais ne doit-on pas craindre ici son effet irritant, sur la poitrine, et lui préférer la tisanne adoucissante indiquée *page* 61. (*Note du Traducteur.*).

(2) Nous avons déjà dit qu'on devait être fort réservé sur l'usage des lavemens; n'employer les plus doux que rarement, dans les cas de nécessité, et n'y ajouter jamais ni aucun sel, ni aucune substance irritante. (*Note du Traducteur.*)

5. Il y a aussi des médicamens externes, dont on peut user avec beaucoup d'avantage, et avec lesquels on doit continuellement frotter, oindre et fomenter la partie douloureuse, avec l'attention de ne les employer jamais que chauds. *Hippocrate, de vict. acut.*, conseillait l'application d'une outre, d'une vessie ou d'un vase d'airain rempli d'eau chaude, d'une éponge imbibée du même fluide, d'un sac dans lequel on renfermait de l'orge ou des lentilles bouillies dans du vinaigre étendu d'eau, ou bien encore d'appliquer des sacs de laine pleins de sel et de mil torréfiés. tous ces moyens ont été vantés et imités dans l'antiquité par *Praxagoras*, *Aretée*, *Alexandre* de *Tralles*, *Cœlius Aurelianus* et *Théodore Priscien*; de nos jours, *Hoffmann* n'a pas cru devoir les rejeter. Il est cependant un moyen plus simple et qui ne cède point en efficacité à tous ceux que nous venons d'énumérer, c'est l'huile d'amandes douces, et pour les pauvres, l'huile de lin. Les cendres chaudes, arrosées de vin, forment encore un cataplasme très-efficace, comme l'atteste au moins l'histoire d'un certain *Lucius*, qui ayant une pleurésie des plus cruelles, re-

couvra la santé, en faisant usage de ce moyen, qui lui fut conseillé par l'oracle d'*Esculape*; l'observation consignée dans les tablettes votives, suspendues dans le temple que ce Dieu avait dans une isle du Tibre, prouve l'efficacité de ce remède. (*Voyez sur cet art. Gruter in inscript. et Mercurial. de art. Gymnast. L. cap.* 1.) Il est, au reste, d'autres onguens et linimens plus composés, qu'on peut employer avec avantage. Tels sont les onguens anti-pleurétiques de *Minsicht*, de *Barbette*, celui que *Deckers* a ajouté dans ses notes, ceux, enfin, de *Sydenham* et d'*Hoffmann*. Quand à moi, j'ai toujours employé avec beaucoup de succès un liniment recommandé par *Boerhaave*, composé d'une demi-once de sucre de Saturne, une once de vinaigre de rhue, ou de vinaigre simple, deux onces d'huile de roses, ou de lys blancs; tous ces médicamens doivent être appliqués très-chauds, et pour que la chaleur se conserve plus long-tems, on doit recouvrir la partie douloureuse avec des morceaux d'étoffe, ou des briques échauffées, si toutefois le malade peut en supporter l'application. On parvient au moyen de ces topiques chauds, à obtenir la résolution des stases sanguines qui s'étaient faites dans les vaisseaux intercostaux ; les douleurs diminuent , la respiration devient plus libre, la coction des crachats s'accélère, et l'expectoration devient plus facile (1). Il est bon cependant d'observer ici, qu'en général, les fomentations sèches ont plus d'efficacité et de succès dans les cas de pleurésies rhumatismales, humides et pituiteuses , qui attaquent assez ordinairement les vieillards, que dans les pleurésies aiguës et inflammatoires sanguines : dans celles-ci, l'expérience nous a démontré que les applications humides , grasses et huileuses convenaient mieux , et calmaient davantage l'excessive douleur.

6. Quand, après avoir réitéré plusieurs fois la saignée, il reste encore une grande difficulté de respirer, et qu'elle ne fait même que s'accroître , alors on peut, comme le conseille *Baglivi*, appliquer deux

---

(1) On peut employer aussi un cataplasme de mie de pain, ou de farine de graine de lin, ou mieux encore , une galette faite avec la farine de bled sarrasin , appliquée très - chaude, et arrosée d'eau-de-vie au moment de l'application. (*Note du Traducteur.*)

vésicatoires aux jambes (1) et aux cuisses, dans la vue d'opérer la dérivation de l'humeur. Il nous est arrivé, en effet, deux ou trois fois de voir, comme *Baglivi*, cette application exciter l'expectoration, diminuer la gêne de la respiration, et arrêter la diarrhée quand elle existait; mais il faut avouer que je n'ai pas toujours obtenu le même succès. On doit attribuer la même efficacité aux ventouses sèches, recommandées par *Hippocrate*.

7. Quand la poitrine commence à se débarasser, et que les crachats sont bien cuits, mûrs, gras et jaunâtres, il faut que l'art vienne encore au secours de la nature; on peut alors donner un looch semblable à ceux conseillés par *Sydenham* et *Hoffmann*, c'est-à-dire, fait avec l'huile d'amandes douces récentes, le sirop de violettes, celui de jujubes, de capillaire, d'érysimum ou autres semblables. On

---

(1) L'application du vésicatoire sur le point douloureux est plus efficace, sans rejeter celle qui est conseillée par l'auteur; quand la première application ne suffit pas : il faut remarquer aussi, comme l'observe *Cullen*, qu'il vaut mieux appliquer à plusieurs reprises de nouveaux vésicatoires, que de se borner à entretenir les premiers. (*Note du Traducteur.*)

peut donner aussi avec beaucoup de succès les infusions théiformes de véronique, de tussillage, de pulmonaire, d'hysope, de capillaire, de ruta-muraria, auxquelles on ajoutera le miel, et qu'on fera boire chaudes et à doses très-fréquemment répétées.

8. Venons maintenant au régime que doit observer le malade, objet qui a été traité avec le plus grand soin par *Hippocrate*, et après lui par *Aretée*, *Alexandre* de *Tralles*, *Cælius Aurelianus*, *Celse* et *Paul* d'*Ægine*. Pendant la vigueur de la maladie, il faut interdire la viande, toutes espèces d'alimens trop nourrissans, trop gras, et ne permettre que les bouillons légers de veau ou de poulet, les raisins secs, les autres fruits connus sous le nom de *passulæ majores et minores*, les prunes de damas, les cérises et autres fruits acidules et de facile digestion; on peut aussi donner les légumes tendres, délayans, et d'une saveur agréable, tels que la laitue, l'oseille, la bette, les épinards, la chicorée, et les racines qui ont des qualités semblables; telles sont celles de scorsonnère, de pissenlit, que *Boerhaave* conseille de faire

cuire dans un bouillon de veau ou de viande d'agneau (1). Quant aux tisannes, on les fera avec le riz, l'orge ou l'avoine; nous avons déjà fait l'éloge de celle composée avec l'orge et le miel. Il faut que la température de la chambre du malade soit douce, mais plutôt fraîche que chaude; il ne faut point l'accabler de couvertures, car la trop grande chaleur augmente la difficulté de respirer, et excite des sueurs dangereuses, parce que ce sont des sueurs d'expression. Il est donc nécessaire d'ouvrir plusieurs fois par jour les fenêtres, surtout, quand le tems est beau et la température douce; on introduit par ce moyen, dans la chambre, un air plus frais, plus pur et plus salubre. Sans cette précaution, les malades environnés sans cesse d'une atmosphère stagnante, et souillée par leurs propres émanations, respirent un air qu'ils ont déjà

---

(1) Tous ces alimens très-relâchans ne conviennent point dans les cas où le malade aurait quelques dispositions au dévoiement; une panade légère, bien claire et bien cuite, une crême de riz ou de gruau à l'eau et au beurre frais, un œuf frais mollet, un bouillon gras ordinaire, qui ne soit ni trop chargé de graisse, ni trop âcre, ni trop consommé, sont des alimens plus conformes à nos goûts, à nos usages, et aux besoins du malade. (*Note du Traducteur.*)

respiré plusieurs fois, sont en danger de périr suffoqués, et bientôt ils ressemblent plutôt à des cadavres, qu'à des êtres vivans; d'ailleurs le renouvellement de l'air est nécessaire dans toutes les maladies aiguës, inflammatoires et exanthématiques, telles que la rougeole, la petite-vérole, les petechies, etc. il a été recommandé par *Hippocrate*, *Aretée*, *Celse* et tous les autres médecins anciens, et d'après eux, par *Sydenham*, *Baglivi*, *Boerhaave*, *Hoffmann*, etc.

9. Lorsque le mieux devient chaque jour plus sensible, et que tout conspire à annoncer une guérison certaine, on peut vers le quinzième, ou le vingtième jour, évacuer doucement le malade, avec un léger cathartique, composé avec la casse, la manne ou la rhubarbe, la crême de tartre, ou le tartre soluble; on débarasse, par ce moyen, les premières voies et les glandes intestinales des humeurs visqueuses qui peuvent les obstruer; mais il faut toujours considérer et les forces du malade, et l'impérieuse nécessité. *Les purgatifs ne sont pas, en effet, nécessaires pour tous les malades, et nous en avons guéris plusieurs, sans avoir eu besoin de les employer.*

10. Tels sont à-peu-près tous les remèdes dont nous avons fait usage, et quoiqu'au premier aspect, leur simplicité, leur peu de valeur semble devoir les rendre méprisables, ils possèdent cependant tant de vertus et d'efficacité, que c'est par leur moyen que nous sommes parvenus à guérir des pleurésies excessivement graves, et que nous avons arraché des bras de la mort, des malades qu'on regardait comme désespérés, et qui jouissent à présent de la santé la plus parfaite. Nous avons cru devoir rejeter tous ces remèdes et ces arcanes anti-pleurétiques, décorés de noms spécieux, et recommandés avec tant de pompe par divers auteurs : remèdes dont *Etmuller*, *Dolæus*, *Barbette*, *Jonston*, *Michaëli*, *Rolfincius*, *Sennert*, *Weker*, *Guldenklée* et autres, nous présentent une longue série, et qui sont souvent plus nuisibles qu'utiles, surtout quand ils sont employés par des mains inhabiles. En effet, souvent dans leur composition les humectans se trouvent joints aux desséchans, les rafraîchissans aux échauffans, les relâchans aux styptiques, les doux aux amers, les âcres aux adoucissans, en un mot, les contraires se trouvent réunis,

ce qui fait que ceux qui entrent dans la carrière, incertains et pauvres, par cela même qu'ils sont trop riches, ne savent absolument ni les moyens qu'ils doivent employer, ni la route qu'ils doivent suivre; il leur sera infiniment plus avantageux de lire et de relire sans cesse les ouvrages d'*Hippocrate*, qui a donné sur cette maladie des préceptes si judicieux et des notions si exactes, d'*Aretée*, d'*Alexandre de Tralles*, de *Cœlius Aurelianus*, de *Celse*, et parmi les modernes, ceux de ces médecins célèbres que nous avons tant de fois cités avec éloges, *Sydenham*, *Baglivi*, *Moreau*, *Boerhaave*, *Hoffmann*, et quelques autres.

11. Il resterait encore à parler de ceux dont la pleurésie se termine par une vomique, ce qui n'arrive malheureusement que trop souvent; mais c'est une nouvelle maladie qui vient pour l'ordinaire de ce que l'affection primitive a été mal traitée, et surtout de ce qu'on a négligé l'emploi de la saignée, ce qui fait que tout le sang coagulé, se convertit en pus qui, par son acrimonie, détruisant et rompant les parois des vaisseaux s'épanche dans la cavité de la poitrine. Je renverrai donc aux auteurs

que

que je viens de citer, d'autant mieux que je n'ai vu qu'un seul exemple d'empyème, qui fit périr le sujet le onzième jour, comme je l'avais prédit. Au reste, on ne saurait trop déplorer le sort malheureux de ceux dont la maladie, par leur faute ou celle de leur médecin, se termine par la suppuration; car ils ne recouvrent que fort tard, et souvent ils ne recouvrent jamais une santé parfaite, lors même que l'opération a été pratiquée avec succès. Pour l'ordinaire, ils tombent dans un état de consomption lente, et ils terminent ainsi leur misérable existence. J'ai vu souvent, dit *Tulpius*, pratiquer l'opération de l'empyème, à la suite de la suppuration du poumon, je l'ai vue par fois suivie de succès; mais le plus souvent elle a eu des résultats funestes : soit que par suite de cette opération, le mouvement du poumon s'anéantisse, soit parce que la durée de la suppuration est pour l'ordinaire si considérable, qu'elle détruit l'énergie de toute la machine, ou du moins celle de la poitrine, dont les viscères sont tellement affaiblis par le contact d'un air froid, et qui n'a point subi de modification en traversant la bouche, le pharynx et la trachée-

6

artère, qu'il est très-rare de voir échapper à la mort, ceux chez lesquels on pratique l'empyème, pour donner issue au pus. Le médecin ne doit donc point désirer avoir à traiter de semblables maladies, et il doit se rappeler les préceptes d'*Hippocrate*, qui dit que dans les cas désespérés, il ne faut employer aucune espèce de moyen curatif.

CHAPITRE V.

Histoire de dix Pleurétiques.

1. Rien n'est plus propre à illustrer la médecine, à prouver la vérité et la sûreté de ses principes, que les observations exactes et l'histoire fidelle des maladies : l'utilité de cette méthode est si généralement connue et avouée, elle est si évidente, qu'il serait parfaitement inutile d'accumuler ici les preuves qui l'attestent. Doué d'un génie observateur, *Hippocrate* est le premier qui ait ouvert cette route qu'ont suivie après lui, et avec un succès presque égal, *Aretée*, *Alex.* de *Tralles*, *Aëtius* ; et chez les latins, *Celse*, *Cœlius Aurelianus*. Les arabes qui sont venus ensuite, et parmi lesquels on doit distinguer *Avicenne*, *Rhasès*, *Halyabbas* et quelques autres, ont aussi fourni des observations savantes et intéressantes ; mais trop enclins à la superstition, trop épris des vaines théories, ils ont vu plus souvent par les yeux de l'imagination, que par ceux du

corps, et ils inventent plus souvent qu'ils n'observent. Les siècles suivans ont été féconds en observateurs; il en est peu qu'on ne puisse accuser d'inexactitude et d'infidélité; ainsi, les histoires de maladies qui nous ont été transmises par *Amatus*, *Zacutus Lusitanus*, et quelques autres; celles que *Jo. Schenkius* nous a conservées dans son recueil d'observations, sont beaucoup plus merveilleuses que véritables; parmi les médecins de cet âge, il en est auxquels on ne saurait donner trop d'éloges; tels sont *Pechlin*, *Baillou*, *Prosper Alpin*, *Bonet*, *Lommius*, *Valeriola*, *Tulpius*, *Bartholin*, *Forestus*, *Hildanus*, *Guldenklée*, *Stalp. van der Wiel*. Dans le siècle qui a précédé celui où nous vivons, *Sydenham* et *Baglivi* ont démontré comment on devait, à l'exemple d'*Hippocrate*, tracer l'histoire des maladies; mais de tous les siècles, il n'en est point de plus heureux que le nôtre, c'est lui qui a produit les *Boerhaave*, les *Freind*, les *Mead*, les *Hoffmann*, les *Stahl* et quelques autres, auxquels je dois joindre, et je joins avec bien du plaisir, le célèbre *De Haën*, mon ami, jadis mon compagnon d'études, et qui dans la description des fièvres catharrales, a montré comment on devait imiter *Hippocrate* dans l'art d'écrire l'histoire des maladies. Ce sont tous ces grands hommes qui vont me servir de modèles. Je vais d'un pas mal assuré, m'efforcer de suivre leurs traces, en publiant les histoires de quelques affections pleurétiques, que j'ai consignées jadis dans mon journal, et que je vais rapporter avec la plus exacte fidélité. Je n'ai pour objet, dans cette entreprise, que la gloire et le perfectionnement de l'art, l'instruction du lecteur, et le salut des malades. Nous n'arrivons que bien tard au but, quand nous ne sommes guidés que par les préceptes; la voie de l'exemple est bien plus prompte et plus sûre, comme l'a dit autrefois un grand philosophe.

2. Le commencement de l'année 1733 fut, à raison de sa température inconstante et variable, fécond en maladies de toutes espèces, et entr'autres en pleurésies très-vives, qui étaient épidémiques sur les bords du Rhin, et qui précipitaient dans la tombe une foule de malheureux. Plusieurs individus furent alors confiés à mes soins, et ce sont les différentes histoires de leurs maladies que je vais tracer ici.

PREMIÈRE OBSERVATION.

Un jeune homme de vingt-cinq ans, d'une taille moyenne, plutôt maigre que gras, (mais d'une texture ferme,) musculeux, sanguin, ayant la face vermeille, le nez pointu, les yeux vifs, passionné pour la chasse, se livrait à cet exercice le 11 janvier, par un tems très-froid, et au milieu des neiges. Tandis qu'échauffé par une course rapide, il respirait un air froid et glacial, il fut saisi subitement d'un frisson universel; bientôt ses genoux se dérobent sous lui, il ressent dans le dos des douleurs violentes, et ne regagne sa maison, qu'avec beaucoup de peine. De retour chez lui, vers le soir, il éprouve dans tout son corps une chaleur brûlante, une sécheresse de la gorge, et une soif excessive, à laquelle se joignait une douleur obscure et gravative, qu'il ressentait dans le côté droit, et qui était plus vive dans l'intervalle qui sépare la dernière vraie côte de la première des fausses. Après avoir bu un grand verre de bon vin, qu'il croyait devoir appaiser sa soif, mais qui ne pouvait dans le fait qu'augmenter le mal, il fut se coucher. A peine fut-il au lit que la chaleur augmenta, il éprouva du mal de tête, la soif devint plus ardente, la douleur de côté plus vive s'accompagna d'élancemens violens, et intercepta la respiration. Il survenait, de tems en tems de petits accès de toux qui augmentaient la douleur, et se terminaient par quelques crachats peu abondans, et qui lui semblaient avoir une saveur salée. Après avoir été ainsi tourmenté pendant toute la nuit, il aperçut le lendemain matin que les crachats qu'il avait rendus étaient sanguinolens, et que les environs de son lit étaient tous teints de sang. Appelé près de lui le 12, second jour de la maladie, je le trouvai abattu, le visage rouge, le col gonflé, les yeux étincelans et proéminens, la chaleur extrême, le pouls dur, fréquent, serratile, la respiration courte, laborieuse, accompagnée de cris et de gémissemens arrachés par la douleur; il ne me fut pas difficile de connaître la nature de la maladie, et j'avouai sincèrement combien elle était dangereuse. Je fis sur-le-champ pratiquer la saignée au bras droit; on tira environ quinze onces de sang, et on ne l'arrêta qu'au moment où le pouls commença à faiblir, et le visage à perdre de sa rougeur.

Aussitôt qu'on eut pratiqué cette saignée, tous les fâcheux symptômes que nous venons d'énumérer, parurent s'adoucir, et le malade, qui un instant auparavant était près de suffoquer, commença à respirer plus librement, et sembla revenir à la vie. A peine le sang qu'on venait de tirer, fut-il refroidi, que la croûte pleurétique blanchâtre, épaisse et tenace, se forma à la surface d'une petite quantité de *cruor* noirâtre, ce qui est un indice certain, d'une inflammation excessive.

J'ordonnai alors que le malade prit d'heure en heure, une cuillerée de la mixture dont j'ai parlé dans le chapitre précédent; je prescrivis en même-tems qu'on lui fit boire fréquemment, de la tisanne d'orge tiède, avec le nitre et l'oxymel.

On fit aussi, sur la partie douloureuse, des applications de morceaux de flanelles imbibés de lait, dans lequel on avait fait bouillir des herbes émollientes. J'ordonnai de renouveler très-souvent ces applications, elles procurèrent beaucoup de soulagement.

Vers le soir, la fièvre ayant augmenté, et la respiration étant devenue plus gênée, on donna un lavement composé d'eau d'orge, d'oxymel et de nitre; il procura deux selles, et fit rendre beaucoup de vents. La nuit fut ensuite assez paisible, et le malade dormit d'un bon sommeil pendant quelques heures; mais cet état de calme ne fut pas de longue durée, et les espérances d'une guérison prochaine, semblèrent s'évanouir. Le lendemain à son réveil, tous les accidens qui jusques-là s'etaient calmés, se renouvellèrent avec plus de violence; sa poitrine oppressée lui semblait surchargée d'un poids considérable; la face et le col étaient gonflés, il ne pouvait rester un moment dans la même position, la toux était opiniâtre et accompagnée de crachats sanguinolens, l'urine enflammée, limpide, ne présentant point de sédiment, la langue sèche, d'un blanc verdâtre, l'haleine fétide et brûlante.

Je fis donc pratiquer encore une saignée au bras droit, et tirer environ dix à douze onces de sang, qui présentait à-peu-près la même couleur, et la même consistance que le premier; la couenne avait seulement moins d'épaisseur. Bientôt j'eus le plaisir de voir la violence du mal diminuer, la chaleur devint moins intense, la respiration plus libre, et le corps du malade s'étant couvert d'une légère sueur, il éprouva un mieux sensible.

J'ordonnai de continuer, tant à l'intérieur qu'à l'extérieur, l'usage des médicamens déjà employés. On donna sur le soir un lavement semblable à celui du jour précédent, il procura trois selles copieuses de matières noires, fétides, accompagnées de vents, ce qui soulagea beaucoup le malade.

La nuit fut encore tranquille, et il eut dormi, si des accès de toux très-vifs, et qui excitaient continuellement le besoin de cracher, n'eussent troublé son sommeil.

Néanmoins, le 14 tout semblait aller au mieux, la respiration était assez facile, la douleur de côté, jusqu'alors aiguë et lancinante était devenue obtuse, et ne se faisait sentir que par intervalle; le pouls était faible, mais assez régulier, la langue humide et souple. Les urines commençaient à devenir troubles, et à présenter un léger sédiment; les crachats plus cuits, abondans, n'offraient plus que des stries sanguines; il eût aussi quelques selles liquides, copieuses et spontanées; l'appétit semblait revenir, tout enfin pouvait faire espérer que désormais les choses iraient de mieux en mieux. Je crus donc devoir rester ce jour-là dans l'inaction complette, et de peur de troubler les efforts de la nature, je ne fis pas même prendre de lavement, je me contentai de faire faire des fomentations sur le côté, et de donner de tems en tems de la tisanne d'orge pour appaiser la soif. La nuit suivante il n'eut point de sommeil, mais il la passa sans agitation, et sans éprouver de douleurs bien vives.

Le lendemain, tous les accidens s'augmentèrent, la chaleur redevint excessive, la respiration courte, laborieuse, l'inspiration surtout très-pénible, accompagnée de cris et de gémissemens, le visage était enflammé, les yeux sortaient de la tête, et les paupières demi-closes pendant le sommeil, laissaient apercevoir une partie de la cornée opaque. La respiration était accompagnée de siflement, l'anxiété était extrême, l'agitation continuelle, le pouls dur, serratile, quelquefois intermittent, les crachats étaient entièrement supprimés, quoiqu'il y eût encore une petite toux extrêmement douloureuse ; tous les sens étaient dans un état de stupeur presque complette, et l'esprit n'était pas dans son assiette naturelle; l'urine qui était redevenue enflammée, claire et limpide, ne présentait plus de nuage, ni de sédiment; son évacuation qui était peu abondante, et qui ne se faisait que goutte à goutte, était accompagnée d'un sentiment de chaleur, quelquefois elle coulait sans que le malade s'en aperçut; tout annonçait enfin un extrême danger.

Je fis aussitôt donner un lavement qui fut sans effet; on appliqua aux jambes des vésicatoires qui furent complettement inutiles, car l'agitation continuelle du malade, ne permettait pas qu'on put les appliquer convenablement, et qu'ils restassent fixés où on les avait placés.

Tous ces accidens terribles s'augmentèrent tellement, que vers midi, pendant mon absence, le malade saisi d'un délire violent et presque furieux, s'élanca de son lit; mais bientôt ses forces l'abandonnèrent, et il tomba sans sentiment sur le plancher. Deux domestiques le relèvent et le traînent plutôt qu'ils ne le conduisent vers un fauteuil où ils le font asseoir. Appelé près de lui, je le trouve semblable à un homme mourant, ou plutôt à un mort; il avait le visage pâle, le nez aigu, les tempes enfoncées, les lèvres livides, les yeux égarés, fixes et ternes, tout le corps froid, la poitrine gonflée, et le sternum faisant saillie, l'abdomen était au contraire renfoncé vers la colonne vertèbrale; le pouls intermittent, myure (1) et si faible, qu'on avait souvent de la peine à le sentir, la respiration entièrement interrompue; la tête que les muscles du col ne pouvaient plus soutenir, était penchée et retombait sur les épaules, tout annonçait enfin une mort si prochaine, le malade paraissait tellement désespéré, que des voisines et des amies, attirées par les cris, s'occupaient déjà des habits de deuil et des choses nécessaires pour les funérailles.

Quant à moi, me trouvant dépourvu de conseil dans un moment aussi difficile, je voulus tenter si une troisième saignée ne pourrait pas être de quelqu'avantage;

---

(1) Le pouls myure, est une espèce de pouls inégal, qui va toujours en diminuant, en sorte que le second battement est plus faible que le premier, le troisième plus faible que le second, ainsi de suite, jusqu'à ce qu'il manque, après quoi il reprend de la même manière. (*Note du Traducteur.*)

en effet, après avoir long-tems et mûrement réfléchi, je ne trouvais point de moyen qui put, dans les circonstances présentes, être plus sûrement et plus promptement utile que la saignée. J'ordonnai donc de mettre dans l'eau tiède les pieds déjà froids du pauvre moribond. On lui ouvrit ensuite largement et profondément la veine au pied droit; mais ce fut en vain, et il ne s'écoula pas une seule goutte de sang; on ouvrit la veine à l'autre pied, sans obtenir plus de succès. J'étais importuné par les clameurs de tous les assistans qui me criaient de ne pas tourmenter davantage ce malheureux, et de le laisser au moins mourir tranquille, puisqu'il m'était impossible de le sauver, Mais sans faire attention à leurs cris, j'ordonnai d'ajouter à l'eau qui était déjà très-chaude, d'autre eau plus chaude encore; ce qui fut exécuté avec si peu d'adresse par les domestiques, que les pieds furent aussitôt couverts d'ampoules, et presque dépouillés de l'épiderme; mais par bonheur cette étourderie eut le plus grand succès, et le sang qui jusqu'alors n'avait pas encore coulé, jaillit en abondance des deux ouvertures, de sorte qu'on put en tirer environ douze onces.

Il s'opéra alors dans l'état du malade, le plus heureux changement; le visage reprit sa couleur, une douce chaleur se répandit sur tout le corps, la respiration devint plus libre, et le pouls prit de la consistance et de la régularité ; enfin, revenant à la vie, le malade dit qu'il lui semblait qu'on l'avait arraché de dessous les eaux, où il était près d'être suffoqué.

On le remit au lit, et il y avait à peine une heure qu'il y était, qu'il s'endormit profondément et ronfla comme un homme en santé. Pendant le sommeil, tout son corps se couvrit d'une sueur tiède si abondante, qu'elle distillait de toutes les parties du corps, en forme de gouttelettes. S'étant éveillé au bout de cinq ou six heures, il demanda de la tisanne d'orge, après en avoir bu, il recommença à dormir paisiblement, et son sommeil dura jusqu'au lendemain matin.

En s'éveillant, il se plaignit de ressentir des douleurs violentes et lancinantes vers les épaules, surtout du côté droit; ce nouveau symptôme désola tous ceux qui l'entouraient, tous crurent que les accidens allaient recommencer.

Heureusement j'arrivai dans cet instant, et ayant appris cette bonne nouvelle, je fis éclater ma joie, et je félicitai le malade sur la présence d'un signe qui présageait si sûrement le retour d'une santé prochaine. Je lui dis d'avoir bon courage, et lui promis qu'il se tirerait d'affaire. Je fis cependant, pour la forme, faire des fomentations parégoriques sur les parties douloureuses. Du reste, le pouls était égal, quoique faible par intervalle, la respiration facile, la douleur de côté à peine sensible, l'expectoration se rétablit, et les crachats plus abondans et jaunâtres, présentèrent aussi des signes de coction plus marqués. Vers le soir toute la surface du corps se couvrit d'une sueur copieuse, elle procura beaucoup de soulagement, et dura toute la nuit qui fut assez paisible; le sommeil fut seulement interrompu très-souvent par la douleur des épaules, et le fréquent besoin d'uriner.

Le 17 au matin, tout allait de mieux en mieux, la sueur continuait à être abondante, chaude, et à paraître à la surface du corps sous forme de rosée, les urines étaient copieuses, troubles, présentant un sédiment épais, abondant, d'un blanc roussâtre,

sâtre, ce qui annonçait une crise heureuse et parfaite; il commença à ressentir de l'appétit, la nuit suivante fut très-bonne, il dormit très-bien, et la sueur fut encore très abondante.

Le 18 tous les symptômes morbifiques étaient dissipés, et le malade se trouva si bien qu'il put se tenir assis et faire quelques pas dans sa chambre, à l'aide d'un bâton; il sua cependant encore durant cette journée et la suivante, les crachats étaient abondans, et les urines copieuses présentaient un dépôt blanc et floconeux. Je me bornai donc à donner le looch dont j'ai parlé ci-dessus, dans la vue de favoriser et de faciliter l'expectoration.

Ce fût ainsi que ce malade, après avoir été dans un état si désespéré, parvint à recouvrer une santé parfaite, dont il jouit encore à présent (1).

---

(1) Cette observation semble justifier l'éloignement que nous avons montré pour l'emploi des lavemens irritans, tels que ceux où l'on fait entrer l'oxymel, le nitre, etc. Ceux qu'on a donnés au malade dont nous venons de tracer l'histoire, procurent l'un, deux, et l'autre trois selles; le soulagement qui paraît en être la suite est bientôt suivi d'exacerbations effrayantes. Par l'effet de l'irritation portée inconsidérément sur le canal intestinal,

DEUXIÈME OBSERVATION.

La femme d'un tisserand, âgée de vingt-trois ans, d'une taille médiocre, d'un tempérament bilieux, très-irascible, sèche, maigre et agile comme un daim, ayant déjà eu quelques enfans, s'en revenait d'une foire voisine le 12 février de la même année, par un tems froid, humide et nébuleux. Ayant été obligée de précipiter sa marche par l'approche de la nuit, elle ressentit un léger frisson, qui fut suivi d'une chaleur très-vive, et presqu'en même-tems de mal de tête, de douleurs dans les lombes et dans le dos, qui s'étendant vers la partie antérieure, se fixèrent au côté droit

---

le malade, qui semblait tiré d'affaire a plusieurs selles liquides, copieuses et spontanées. Peu de tems après les accidens s'augmentent et deviennent si affreux, qu'il n'échappe à une mort qui paraissait certaine, que par une espèce de miracle, en partie dû à l'habileté et à l'heureuse hardiesse de son médecin. Je crois donc devoir le répèter encore, rien n'est plus dangereux dans la pleurésie, que d'intervertir les mouvemens qui doivent déterminer et procurer une crise heureuse ; il est dangereux, surtout, de diriger ces mouvemens vers le canal intestinal, et si l'on est forcé quelquefois de donner des lavemens, ce qui est rarement nécessaire, ils doivent être doux et émolliens. (*Note du Traducteur.*)

de la poitrine, et y excitèrent des élancemens semblables à ceux qu'elle aurait éprouvés si cette partie eût été percée d'une pointe aiguë. Elle fut tourmentée pendant la nuit par une chaleur et une soif ardentes; la respiration était fort laborieuse, et l'abattement extrême.

Le 13 au matin, tous ces accidens augmentèrent encore, et il s'y joignit une toux fatigante qui n'amenait qu'une très-petite quantité de crachats, présentant des stries sanguinolentes, et dont l'expectoration était accompagnée de douleurs de côté très-vives. Ses voisines lui firent prendre divers petits remèdes, qui tous trop âcres et trop échauffans, produisirent plus de mal que de bien; aussi, vers midi, il se manifesta un autre symptôme beaucoup plus terrible, je veux parler d'une diarrhée de matières liquides, accompagnée de l'issue des vents, de la dureté du ventre, de coliques violentes et de borborygmes. Les envies d'aller à la garde-robe devinrent si fréquentes et si pressantes, que dans l'espace de vingt-quatre heures, elle eut plus de dix selles, ce qui épuisa totalement ses forces, la jeta dans un état de stupeur, lui causa des défaillances fréquentes et des bourdonnemens d'oreilles ; la respiration était entrecoupée, et elle était quelquefois tellement interceptée, qu'on craignait la suffocation. Le pouls était petit, faible, vermiculant, à peine sensible ; les crachats étaient presqu'entièrement supprimés, parce que l'état d'épuisement, suite de la violence du mal, ne lui permettait plus de faire les efforts nécessaires pour tousser et pour cracher. Ce fut dans cet état déplorable qu'elle passa la nuit, et tous ceux qui l'entouraient étaient bien persuadés qu'elle ne vivrait pas jusqu'au lendemain.

Appelé près d'elle, je m'y rendis de très-bon matin, je vis et j'annonçai que le danger était si grand, qu'il restait à peine une lueur d'espérance, si on ne parvenait pas à rendre la respiration plus libre, à faire reparaître les crachats, et à diminuer cette diarrhée funeste.

Ayant trouvé le pouls, relativement à l'ensemble des symptômes et à l'état actuel de la maladie, assez égal et assez consistant, j'ordonnai courageusement de la saigner au bras droit; on tira avec peine, à-peu-près dix onces d'un sang noir et épais, qui ne coula que lentement, et qui se couvrit bientôt de la croûte pleurétique. Croirait-on qu'à l'aide de ce moyen on augmenta les forces de la malade, bien loin de les abattre. Bientôt après, la respiration devint plus libre, l'expectoration facile, peu douloureuse, et les crachats s'évacuèrent en abondance par intervalles; mais cependant ils étaient encore écumeux, teints d'un sang vermeil, et ne présentant point de signes de coction. Je prescrivis alors notre mixture accoutumée, et je fis frotter fréquemment et chaudement le côté douloureux avec notre liniment ou celui de *Boerhaave*, ayant soin de faire recouvrir ensuite la partie avec des morceaux d'étoffe bien chauds, et pour diminuer un peu la violence de la diarrhée opiniâtre, j'ordonnai de lui faire prendre deux fois le jour une poudre composée avec les yeux d'écrevisses, le corail rouge, la nacre de perles, le bol d'arménie, la terre sigillée de lemnos, auxquels je joignis quelques grains de sel de prunelle et d'écorce de cascarille.

Par-dessus tout cela, je prescrivis une tisane douce et onctueuse, d'orge, de riz, avec le bouillon de veau, et un peu de fleur de macis, dans la vue de ranimer les forces, trop épuisées, et de diminuer l'acrimonie de cette matière putride qui, continuellement, irritait la tunique villeuse des intestins. Pour remplir la même indication, je fis donner le soir un lavement d'huile de lin toute pure et tiède.

Ces moyens eurent tout le succès que je m'en étais promis, tous les accidens s'adoucirent, la nuit fut assez tranquille, il y eut même un peu de sommeil ; elle alla cependant encore six fois à la selle, mais ce fut sans éprouver ces douleurs et ce tenesme qui la tourmentaient misérablement après chaque déjection.

La journée du 15 fut aussi bonne qu'on pouvait l'espérer, et l'on continua l'usage des mêmes remèdes, tant internes qu'externes. Il restait encore des symptômes très alarmans, tels qu'une soif qu'on ne pouvait éteindre, un flux de ventre rebelle, et qui ne cédait à aucun moyen, la suppression presqu'entière des crachats, et l'épuisement des forces vitales causés par les déjections trop fréquentes. Elle eut, en effet, quatre selles pendant le jour ; elle en eut cinq pendant la nuit : nous avions donc tout lieu de craindre pour le lendemain, qui était le premier jour critique.

L'évènement ne prouva que trop combien ces craintes étaient fondées ; la nuit fut mauvaise, elle n'eut pas un moment de sommeil, et dans la journée du 16, tout allant de mal en pis, semblait annoncer une mort prochaine. La malade présentait l'aspect le plus affreux ; elle était couchée sur le dos, les jambes pendantes hors du lit, sans sentiment, plongée dans un assoupissement profond, ou plutôt dans une espèce de léthargie. Le sternum était proéminent, la respiration excessivement laborieuse, était acompagnée de râle et de ronflement, le visage était gonflé et livide comme celui des gens qui meurent à la potence ou sur la roue, le pouls petit, tremblant et myure, était intermittent par intervalle.

A tout cela se joignait une sueur froide, visqueuse et fétide, qui coulait de toutes les parties de ce corps émacié, et le relâchement des sphincters de la vessie et de l'anus, était si considérable, qu'elle laissait échapper quelquefois dans son lit, sans s'en apercevoir, ses urines et ses excrémens.

Je crus, je l'avoue, comme tous les autres, que la mort était certaine; mais pour ne pas rester spectateur oisif, ne pouvant employer la saignée, qui dans ce cas me paraissait plutôt nuisible qu'utile, je fis sur-le-champ appliquer aux jambes deux grands vésicatoires, saupoudrés de cantharides; je fis en même-tems mettre sous les narines les sternutatoires les plus violens, et frotter ses tempes et ses mains avec les essences les plus actives et les plus pénétrantes, pour tâcher de la tirer de l'état soporeux où elle était plongée, et de fixer, pour ainsi dire, le sentiment et la vie qui paraissaient près de l'abandonner. Laissant ensuite tout le reste aux soins de la Providence, chacun se retira bien persuadé qu'il voyait la malade pour la dernière fois, et il ne resta auprès d'elle, que ceux dont la présence était absolument nécessaire.

Mais, contre toute espérance, vers les six heures du soir, notre mourante sort de sa léthargie, qui lui avait dérobé la connaissance de tout ce qui s'était passé, et elle ne se plaint que de sa faiblesse, de la soif ardente qu'elle éprouvait, et surtout de la douleur qu'elle ressentait aux jambes.

On ouvrit donc, sans qu'elle s'en aperçut, les ampoules remplies de sérosité, qu'avaient élevées les vésicatoires ; on procura, par ce moyen, l'écoulement d'une grande quantité d'humeurs séreuses, et après le pansement, les douleurs étant fort diminuées, elle demanda un grand verre de vin, qu'on ne crut pas devoir lui refuser, et qu'elle but avidement et sans reprendre haleine. Bientôt après, couchée sur le côté, elle s'endormit tranquillement.

Ce sommeil profond et paisible dura pendant la nuit entière et la moitié du jour suivant. Pendant ce tems, tout le corps se couvrit d'une sueur abondante, tiède, critique, salutaire, et la diarrhée funeste s'arrêta enfin spontanément.

S'étant éveillée le 17, un peu avant midi, elle trouva qu'elle avait repris des forces, elle demandait à manger, et ne ressentait plus d'autre mal qu'une douleur assez vive vers le col et l'épaule droite, ce que j'ai dit être un fort heureux présage.

Bientôt après, l'expectoration se rétablit, les crachats abondans et faciles présentèrent des signes de coction, et la couleur jaunâtre remplaça la teinte sanguine qu'ils avaient auparavant. Nous facilitâmes encore cette évacuation, en donnant notre looch pectoral ordinaire, composé d'huile d'amandes douces récente, de sirop de violettes et de jujubes, avec le blanc de baleine et le sucre blanc le plus pur.

La nuit suivante, le sommeil quoiqu'interrompu par quelques petits accès de toux, fut assez paisible, la transpiration fut douce et générale; la maladie fut enfin parfaitement jugée le 18, par des sueurs copieuses, et par l'évacuation d'une grande quantité d'urine, qui, pour la première fois, depuis le commencement de la maladie, était trouble présentait des signes de coction, et laissait déposer un sédiment blanchâtre. Ce fut ainsi, qu'après avoir été dans un état désespéré, elle échappa à la mort qu'on avait crue certaine, et recouvra une santé parfaite.

Le mari fut le seul qui ne participa point à la joie que causa le rétablissement de cette femme, qu'on accusait, en effet, d'être querelleuse, opiniâtre, et par-desus tout, fort adonnée au vin (1).

TROISIÈME ET QUATRIÈME OBSERVATIONS.

Je présenterai dans un même cadre, l'histoire de deux compagnons fidéles. En effet, le même genre de vie, la même

---

(1) Cette observation nous fournit un exemple des funestes effets de la diarrhée dans la pleurésie, et il est probable qu'on eût beaucoup diminué les accidens, si l'on eut pu l'arrêter plutôt; il est probable, aussi, qu'on y fut parvenu en employant des moyens plus convenables, que ceux employés par *Triller*.

Le lavement composé avec la décoction d'une tête de pavot, dans une chopine d'eau réduite à moitié, est bien préférable au lavement d'huile de lin. A cette mixture où l'ou fait entrer le sel de prunelle, l'oxymel et l'antimoine diaphorétique, substances qui sont peu propres à arrêter un dévoiement, à cette poudre composée avec le corail, la nacre de perles, etc., on substituera, avec beaucoup d'avantage, l'extrait gommeux d'opium, donné à la dose d'un grain sous forme de pilulle et répété à des intervalles plus ou moins raprochés suivant le besoin, ou le diascordium délayé dans de l'eau et du vin rouge, à la dose d'un demi-gros, ou enfin la potion suivante, qui en même-tems qu'elle est pectorale, est très-propre à calmer la diarrhée :

Sirop de gomme adraganth . . . . . 2 onces.
Sirop d'extrait d'opium par digestion. 1 once.
Légère solution de gomme arabique. . 3 onces.

Faites prendre d'heure en heure par cuillerée. (*Note du Traducteur.*)

maladie qui eut chez l'un et chez l'autre une terminaison également heureuse, tout engage à ne point les séparer.

Le 16 février, deux palfreniers, l'un nommé *Jean*, âgé de vingt-un ans, sanguin, plein de vigueur et d'embonpoint; l'autre nommé *Pierre*, âgé de trente-trois ans, grand, maigre, et d'un tempérament sanguin et flegmatique, après avoir passé la journée, qui fut très-froide, et une partie de la nuit à travailler dans la neige, et à boire avec excès, éprouvèrent tous deux, au même instant, la série des symptômes qui constituent une pleurésie commençante.

Ne connaissant pas toute l'étendue des maux dont ils étaient menacés, ils avalèrent quelques coups d'eau-de-vie, croyant guérir, par ce moyen, la douleur de côté qu'ils regardaient comme un mal d'estomac, et qu'ils attribuaient aux excès qu'ils avaient faits la veille.

C'était verser de l'huile sur le feu; tous les accidens s'augmentèrent, la chaleur et la soif devinrent plus ardentes, et la difficulté de respirer s'accrut tellement, qu'il était à craindre qu'ils n'étouffassent. Le point de côté augmenta de plus en plus, et ce n'était qu'avec des efforts très-pénibles qu'ils parvenaient à rejeter quelques crachats sanguinolens. Il survint de plus, chez *Jean*, un délire violent, qui lui fit faire et dire des extravagances qui effrayèrent tous les assistans.

Ces deux pauvres malheureux restèrent néanmoins pendant toute la journée du 17, sans recevoir presque aucun secours, exposés au froid, et couchés dans une écurie.

La nuit ayant été très-mauvaise, et sans un moment de sommeil, on me fit avertir enfin le 18 au matin, je me rendis auprès d'eux, et je vis dans quel état désespéré se trouvaient les deux malades, et surtout *Jean*

Je commençai par les faire transporter dans une chambre plus commode et un peu plus chaude, et les ayant fait mettre au lit, j'ordonnai de les saigner; mais pour m'assurer, par expérience, des différens effets de la saignée pratiquée plus près ou plus loin de l'endroit affecté, je fis saigner *Jean*, dont la maladie était accompagnée d'un délire violent, de suffocation bien plus considérable, je le fis saigner, dis-je, au bras droit, et on tira à-peu-près douze onces de sang. La saignée de *Pierre* fut pratiquée au pied droit, et un peu plus copieuse.

Deux heures après, *Jean* cessa de délirer, sa respiration devint plus libre, l'expectoration plus facile; il s'endormit et reposa paisiblement pendant quelques heures. Dans cet intervalle, tout son corps se couvrit d'une sueur douce, et durant toute la maladie, il ne fut pas nécessaire de répéter la saignée.

Il n'en fut pas de même de *Pierre*, qui loin de ressentir aucun soulagement, se plaignait d'éprouver des anxiétés, et une difficulté de respirer plus considérable. J'employai, pour calmer ses maux, les divers moyens dont j'ai parlé ci-dessus, je lui fis donner vers le soir, le lavement accoutumé, mais ce fut en vain. Tous les accidens, loin de diminuer, s'augmentèrent insensiblement; la nuit suivante fut très-mauvaise, troublée par des visions effrayantes, et il ne dormit pas un seul instant. Son compagnon, au contraire, la passa d'une manière assez tranquille.

Le lendemain matin 19, instruit et convaincu par ma propre expérience, je fis saigner *Pierre* au bras droit, et on lui tira à-peu-près dix onces de sang. Il fut bientôt aisé d'apercevoir qu'elle énorme différence il y a entre la saignée pratiquée le plus près possible du siége de la maladie, et celle qu'on pratique, soit au pied, soit au bras du côté opposé, et combien la première l'emporte et par son utilité et son efficacité : car je puis assurer, sans crainte de blesser la vérité, que tandis que le sang coulait encore, et avant qu'on eut fait la ligature, le malade ressentait déjà tant de soulagement, qu'il lui semblait, disait-il, qu'on venait d'ôter un poids énorme de dessus sa poitrine. L'évènement prouva que cette idée n'était point dépourvue de fondement, et dès ce moment, la maladie prit un aspect plus favorable; l'atrocité des symptômes s'adoucit peu à peu, bientôt l'expectoration devint plus facile, les crachats cessèrent d'être sanguinolens, et présentèrent des signes de coction; la respiration s'exécuta plus librement, et les douleurs ressenties vers les épaules et les clavicules, nous apportèrent l'heureux présage d'une guérison certaine.

Je ne parlerai point du reste du traitement qui fut absolument semblable à celui que nous avons décrit fort au long dans les deux observations précédentes, à l'exception des vésicatoires. Je me contenterai de dire, en deux mots, que la maladie de ces deux individus fut parfaitement jugée, celle de *Jean*, le septième jour; celle de *Pierre*, le huitième. Il ne restait plus après cette époque, chez l'un et chez l'autre, qu'une petite toux, qui fut dissipée par le tems, et le fréquent usage d'une infusion de plantes pectorales, avec le lait et le miel.

Mon but, en rapportant cette observation, a été surtout de fixer d'une manière plus certaine, dans la mémoire des jeunes médecins, les préceptes que j'ai déjà tâché d'inculquer, sur la nécessité de pratiquer la première saignée le plus près possible du siége de la maladie.

CINQUIÈME OBSERVATION.

Un jeune homme de vingt-sept ans, d'une haute stature, ayant beaucoup de vigueur et d'embonpoint, d'un tempérament bilioso-sanguin, se nourrissant d'alimens grossiers, et faisant un usage immoderé des

des boissons spiritueuses, ennemi de la vie sédentaire (il était la plupart du tems à la campagne et presque toujours à cheval), le 19 février ayant été exposé à un froid excessif, tandis qu'il se livrait à ce dernier exercice, il éprouva tout d'un coup les symptômes d'une pleurésie cruelle; douleur très-aiguë au côté droit de la poitrine, extrême difficulté de respirer, toux sèche et fatigante.

Tous ces accidens s'étant, comme à l'ordinaire, augmentés pendant la nuit, le malade se trouva dans un état d'angoisse si cruel qu'il se crut dévoué à une mort certaine, et ne songea plus qu'à mettre ordre à ses affaires. En effet, les souffrances qu'il éprouvait étaient si insupportables, qu'il ne paraissait pas devoir vivre jusqu'au lendemain.

Le 20, comme j'étais alors en voyage, on fit venir un autre médecin, qui ne connaissant pas la nature et le danger de la maladie, ne fit point, comme il l'aurait dû, pratiquer sur-le-champ la saignée, et n'employa même aucun des remèdes nécessaires et indiqués; il ne fit au contraire que verser, comme on dit, de l'huile sur le feu, en gorgeant le malade d'essences alexipharmaques, avec le saffran, les esprits volatils et les poudres bézoardiques.

Tous ceux qui connaissent bien l'état d'effervescence et d'irritation qui forme le principal caractère de toutes les maladies aiguës, et surtout de la pleurésie, croiront sans peine, que de semblables moyens ne firent qu'augmenter et aggraver le mal.

Il ne seront point étonnés de voir ce malade jeune, robuste, plein de vigueur, chez lequel la turgescence et la pléthore sanguine étaient à leur comble, et qui était déjà en délire, devenir tout d'un coup furieux, s'élancer hors de son lit, se précipiter sur les assistans, déchirer ses couvertures, se rouler par terre comme une bête féroce, faire tant de vacarme, pousser des cris si affreux, que frappés de terreur, presque tous ceux qui l'entouraient crurent devoir prendre la fuite et se dérober à sa fureur.

Tout cela ne fut point capable d'ouvrir les yeux de notre médecin, et de lui faire abandonner sa méthode meurtrière. Il était sourd aux avis que lui donnait la nature elle-même, qui, cherchant par des efforts salutaires à se débarasser du superflu dont elle était accablée, lui présentait non seulement des crachats teints de sang, mais le versait encore à grands flots, et par le nez et par les selles.

Effrayé de je ne sais quel danger imaginaire qui lui servait à couvrir son ignorance, les prières des assistans, le désir ardent du malade, ne purent vaincre son sot entêtement, et l'engager à permettre qu'on pratiquât la saignée. Vers le soir, pourtant, il fit donner un lavement; mais comme il le composa avec une décoction d'espèces carminatives et échauffantes, dans je ne sais quelle huile; ce moyen fut encore plus nuisible qu'utile.

Ce fut ainsi que ce malheureux passa trois jours, luttant contre la mort; et si pendant ce tems il ne succomba pas, il dût ce bonheur à la bonté de sa constitution, et non point aux secours qui lui furent administrés. De retour de mon voyage, le 22, je fus appelé sur-le-champ; je le trouvai aux portes du tombeau, et je fus sensiblement touché de le voir réduit à cet état fâcheux, non par sa faute, mais par suite d'un traitement inepte.

Je désapprouvai la méthode qu'on avait

jusqu'alors suivie, je proscrivis tous les médicamens jusqu'alors employés, et je pris une marche différente. Je fis d'abord ouvrir la veine au bras droit, on laissa couler le sang jusqu'à ce que le pouls commençant à faiblir, le visage pâlit, et le malade parût prêt à tomber en faiblesse. La quantité qu'on en tira fut à peu près de quinze onces. Le pouls, qui depuis le commencement de la maladie avait eu du développement, de la force et de la dureté ; la jeunesse, la vigueur, la constitution sanguine et pléthorique du malade, tout exigeait que l'on pratiquât une large saignée.

Je donnai ensuite les remèdes accoutumés, la mixture anti-pleurétique, l'oxymel, la tisane d'orge; je fis frotter le côté affecté avec le liniment parégorique, etc.

Bientôt la maladie commença à prendre une meilleure tournure, le délire furieux se dissipa, la respiration devint plus libre, et l'expectoration plus facile, quoique les crachats demeurassent sanguinolens ; la chaleur interne diminua, la soif ardente et la vive douleur qu'il ressentait au côté, s'appaisèrent en grande partie.

Je prescrivis le soir une poudre tempérante, composée de nitre et d'un peu de camphre bien pur, et je fis donner un lavement de petit-lait, tiède, auquel j'ajoutai seulement une petite quantité de miel, et une dose de nitre plus petite encore.

Ces moyens procurèrent beaucoup de soulagement, la nuit fut tranquille, le malade dormit un peu.

Le 23 toutes les espérances que nous avions pu concevoir s'évanouirent, les accidens se renouvelèrent tout-à-coup avec une nouvelle fureur, et le malade parut menacé d'une suffocation prochaine; la fièvre se ralluma avec plus d'énergie. Le malade dans un état d'agitation extrême, et qui tantôt arrachait des poils de sa couverture, tantôt semblait chasser aux mouches, tomba bientôt après dans un délire horrible, dont le symptôme le plus singulier était une certaine horreur pour la lumière et l'aspect des hommes, qu'il s'efforçait d'éviter en se couvrant soigneusement la tête. Son délire devenait plus violent et plus furieux quand on voulait lui enlever le voile dont il s'était couvert; il s'élançait alors de son lit, se précipitait sur ceux qui l'entouraient et les mettait en fuite. Cette singulière manie dura jusqu'au septième jour, époque à laquelle le délire commença enfin à diminuer peu à peu. Quel moyen pouvais-je employer contre tant de maux réunis, et qui tous demandaient les plus prompts secours? La saignée me sembla le plus efficace et le plus prompt de tous. Dans ce danger extrême, quel bien pouvait-on attendre d'un lavement? il ne semblait ni prudent ni sûr d'employer les vésicatoires; les tremblemens qui agitaient déjà de tems en tems les membres du malade, faisaient craindre avec raison, que l'usage inconsidéré de ce moyen n'excitât, comme c'est assez l'ordinaire, des mouvemens spasmodiques.

Encouragé par l'état du pouls, dont la fréquence et la dureté s'augmentaient, je tins bon, et malgré l'opposition de tous les assistans, je fis pratiquer la saignée au pied droit. On tira environ dix onces de sang noir et épais; la saignée ne produisit pas d'abord un effet bien sensible, mais quelques heures après, l'ardeur de la fièvre se modéra peu à peu, le délire diminua, il n'eût plus que quelques intervalles de fureur, la respiration devint plus libre, et l'expectoration plus facile.

Du reste, j'employai tant à l'intérieur qu'à l'extérieur, les moyens dont j'avais déjà fait usage avec succès; je fis donner vers le soir un lavement avec l'eau d'orge, le miel, le nitre, et un jaune d'œuf; il procura au malade trois selles faciles, et qui furent suivies d'un soulagement très-marqué.

La nuit suivante il dormit assez mal, son imagination fut troublée par quantité de visions et de rêves, et il éprouva de tems en tems quelques petits accès de toux; cependant, en somme, la nuit fut assez passable; il ne chercha point à sortir de son lit, il ne changea point de position aussi fréquemment, mais il resta presque toujours tranquillement couché sur le dos, continuant toujours à se tenir la tête couverte.

Le 24 ses urines étaient encore très-rouges et enflammées, comme toutes celles qu'il avait rendues depuis le commencement de sa maladie; elles étaient couvertes, de plus, d'une pellicule grasse et onctueuse, qui était un indice certain qu'il existait encore un état d'effervescence sanguine, et que le mouvement et l'agitation des humeurs n'étaient point encore appaisés; il y eut, durant la journée, des momens de délire assez violens, beaucoup moins cependant que les jours précédens, et ces momens d'exacerbation, beaucoup plus courts, étaient coupés par des intervalles de raison, pendant lesquels il se ressouvenait et avait honte des folies qu'il venait de faire, ce qui est un fort bon signe.

Il dormit un peu vers midi, et à son réveil il se plaignit de ressentir des douleurs très-vives dans le dos et vers les épaules. Je lui prédis alors, et je ne me trompai pas, qu'il était hors de danger, et qu'il touchait au moment d'une crise salutaire.

Je fis faire des applications chaudes et sèches sur les parties douloureuses, et je lui fis prendre, pour aliment, un gruau d'avoine bien chaud, avec de l'huile d'amandes douces récente; bientôt après il s'endormit de nouveau, et tout son corps se couvrit d'une sueur abondante. Il ne se réveilla que bien avant dans la nuit, et il dit en s'éveillant, qu'il se trouvait beaucoup mieux, et que le sommeil avait bien réparé ses forces. Comme il était baigné de sueur, il pria qu'on lui donnât de nouveau linge, et il demanda de la tisane.

Il commença alors à s'entretenir raisonnablement et tranquillement avec ceux qui l'entouraient; il ôta de lui-même le linge qui couvrait sa tête, ce qui annonça clairement l'absence complette de ce délire jusqu'alors indomptable, et le retour de la raison.

Le 25, vers le point du jour, il commença à cracher sans gêne et sans douleur, une grande quantité de matière bien cuite, grasse et de couleur jaune, il rendit des urines abondantes, qui, pour la première fois laissèrent déposer un sédiment copieux, épais, présentant des signes de coction, et la couleur briquetée et blanchâtre. Après que la crise se fut parfaitement opérée par les sueurs, les urines et les crachats, le malade reprit peu à peu ses forces épuisées, et se rétablit enfin entièrement, d'une maladie qui avait été aussi grave qu'elle pouvait l'être, sans être mortelle; mais il lui resta tant de disposition à la pleurésie, qu'il en essuyait régulièrement une ou deux chaque année, et qu'il éprouvait continuellement une difficulté de respirer, qui augmentait toutes les fois qu'il lui arrivait de courir, ou de monter sur un lieu un peu élevé. D'après cela, je crus devoir lui prédire que cette maladie annuelle le tuerait quelque jour, s'il ne changeait pas la nature de ses alimens, et sa manière de vivre, et s'il ne voulait pas s'assujettir à un régime plus conforme aux lois de la raison et de l'hygiène. *Bernard Verzuscha* nous présente, en effet, dans ses observations, l'exemple d'un prêtre de trente ans qui, dans l'espace de cinq années consécutives, ayant été cinq fois attaqué de la pleurésie, toujours à l'époque du printems, en éprouva une sixième très-violente, qui le fit périr subitement. *Boerhaave* a remarqué la même chose.

Cette observation termine les cinq histoires d'affections pleurétiques que j'ai cru devoir présenter avec les détails les plus minutieux, et de la manière la plus détaillée, afin que ceux qui font les premiers pas dans la carrière médicale, pussent apercevoir d'un coup d'œil, combien cette maladie atroce est cruelle dans son début, combien ses progrès sont rapides, et combien sa terminaison peut être promptement funeste. Le médecin est ici l'arbitre de la vie et du salut du malade, qui serait bientôt perdu sans ressource, si l'on n'employait pas promptement les moyens convenables, si l'on ne se conduisait pas avec la plus grande prudence.

Il me reste encore à offrir au lecteur, cinq observations que j'ai choisies parmi une grande quantité, et que je vais tracer en peu de mots, en tâchant d'éviter en même-tems d'être ennuyeux par trop de prolixité, et obscur par trop de concision.

SIXIÈME OBSERVATION.

La fin de 1738, et le commencement de 1739, furent excessivement variables. Un froid très-vif, un tems doux et quelquefois chaud, se succédaient si rapidement, que la nature semblait avoir juré la perte du genre humain. Cet état de la température donna naissance à un nombre infini de fièvres intermittentes, épidémiques, anomales, catharrales, malignes, exanthématiques, pétéchiales, érysipélateuses, continues, etc., qui infestèrent notre pays, et pour surcroit de maux, il causa des pleurésies si violentes et si terribles, que non-seulement elles conduisirent aux portes du du tombeau quelques individus d'un constitution vigoureuse et même athlétique, mais que plusieurs en furent les malheureuses victimes. Tous les efforts de l'art furent inutiles, rien ne put dompter l'atrocité et l'activité du mal.

Une grande quantité de ces malades, fut confiée à mes soins, et parmi le nombre d'observations que ma pratique me fournit à cette époque, je choisis et et je vais présenter au lecteur, les histoires de cinq pleurétiques, que la nature et mes soins rendirent à la vie, dont ils jouissent encore au moment où j'écris.

Un jeune homme de vingt-cinq ans, domestique, d'un tempérament phlegmatico-sanguin, ayant de l'embonpoint, le tissu cellulaire épanoui, la poitrine large, et le col court, s'étant, le 11 décembre 1738, par un tems sec et excessivement froid, livré à un exercice long et violent, qui l'avait échauffé jusqu'à le mettre en sueur, ressentit tout d'un coup, au côté droit, une douleur pleurétique très-vive. Tous les symptômes qui constituent la pleurésie se manifestèrent bientôt, et s'aggravèrent durant la nuit, qui fut très-mauvaise, et pendant laquelle le malade n'eût pas un instant de sommeil.

Le 12 et le 13, il resta absolument dépourvu de secours, on n'employa aucun moyen capable de le soulager, on ne lui fit prendre aucune boisson, si ce n'est quelques infusions tièdes de plantes pectorales, que ses amis et les femmes qui l'entouraient, lui donnèrent, dans la vue d'apaiser la soif qui le dévorait, et la douleur qu'il ressentait dans la poitrine, mais ce fut absolument sans succès.

Le 14, le mal s'étant subitement augmenté de manière à faire craindre la suffocation, on se décida, enfin, à appeler un chirurgien : celui-ci, qui aurait mieux fait de se borner à l'application de ses emplâtres et de ses onguens, et de s'abstenir de porter sa faulx, ou plutôt son rasoir, dans le champ de la médecine, saigna; mais ne sachant pas choisir le lieu convenable, il pratiqua la saignée au bras gauche, d'ailleurs il tira à peine sept onces de sang, ce qui, comme on peut penser, n'appaisa point la douleur, et ne diminua point les autres accidens. La fièvre, loin de céder, devint au contraire plus intense, surtout, quand par l'ordre de l'*Esculape*, on eut gorgé le malade d'essences chaudes et sudorifiques, unies aux pectoraux et aux esprits volatils : après ce beau début, notre chirurgien bien satisfait de son ouvrage, en attendit l'heureuse issue.

Le 15 se passa sans qu'on songeât à lui administrer de nouveaux secours, quoique l'ardeur fébrile, la douleur de côté, la difficulté de respirer, le crachement de sang et tous les autres accidens, présentassent à chaque instant une intensité nouvelle.

Ils s'augmentèrent encore beaucoup pendant la nuit, et comme il s'y joignit un délire féroce, un asthme convulsif, un tremblement des membres qui étaient couverts d'une sueur froide, et d'autres symptômes aussi funestes, on pensa que c'en était fait de ce malheureux jeune homme, et on le crut dévoué à une mort certaine.

Le 16, tous les accidens, tels que l'asthme, le délire, la respiration difficile, accompagnée de gémissemens et de cris lamentables, le froid des membres, tous ces accidens, dis-je, présentaient encore le même degré d'intensité. Appelé alors près de lui, je fus effrayé du misérable état où je le trouvai; je conseillai aussitôt de le saigner au bras droit, après avoir préalablement fait des frictions sur ce bras, avec des étoffes chaudes, et j'ordonnai de tirer environ douze onces de sang.

A peine la saignée eut-elle été pratiquée, que le malade se trouva un peu mieux, la respiration devint plus libre, et le délire se dissipa. Le sang qu'on avait tiré se couvrit, comme c'est la coutume dans la pleurésie, d'une croûte tenace, solide, compacte et blanche comme du suif. Ayant ensuite prescrit les remèdes ordinaires, tant internes qu'externes, j'abandonnai la maladie à la nature.

Vers le soir, le malade ressentit subitement vers l'épaule et la clavicule, une douleur si vive, qu'elle lui arracha des cris. Pour moi, au contraire, ces douleurs furent un sujet de joie; car, dès ce moment, je conçus quelque espoir de salut pour le malade.

La nuit suivante fut néanmoins mauvaise et difficile; il éprouva des anxiétés extrêmes, point de sommeil, les crachats se supprimèrent de nouveau, et l'on craignit encore de le voir étouffer.

Un lavement anti-phlogistique, avec l'orge, le miel et le nitre, fit bientôt cesser tous ces accidens fâcheux, en procurant deux selles copieuses, liquides et flatueuses, qui furent suivies d'un soulagement marqué.

Le 17, tous les accidens reparurent, l'anxiété, l'agitation continuelle, la chaleur brûlante, la soif ardente, l'expectoration difficile, le pouls dur, fréquent, serratile, inégal, les urines enflammées, limpides, crues, sans aucun sédiment, et plusieurs autres symptômes fâcheux, me firent soupçonner, avec assez de fondement, que le malade était près d'éprouver une crise, (nous étions au septième jour); mais une crise difficile, et le succès pouvait être très-douteux.

J'ordonnai de faire prendre au malade, alternativement, une grande quantité de tisane tiède, avec l'oxymel, et une infusion théiforme de plantes diaphorétiques et pectorales. Je parvins, par ce moyen, à éteindre la soif; tous les autres symptômes s'adoucirent, et tout le corps commença

à

à se couvrir d'une douce moiteur, qui procura beaucoup de soulagement.

Je fis donner le soir le lavement accoutumé, pour dégager le ventre distendu par les vents; la nuit fut plus paisible que les précédentes, et il eut quelques momens d'un sommeil agréable.

Le 18, il ne ressentit point de douleurs bien vives, si ce n'est dans le dos, les épaules et les clavicules; il n'eût point du tout de délire, le pouls était à la vérité, petit et faible, mais bien égal, la soif se dissipa, il prit même à dîner quelques alimens, qu'il mangea avec assez d'appétit, de manière que le mieux parut bien décidé.

Le soir, il y eut deux selles spontanées et copieuses, qui firent beaucoup de bien. A la suite de cette évacuation, il dormit pendant toute la nuit d'un sommeil profond et paisible, pendant lequel tout le corps se couvrit d'une sueur abondante, tiède et salutaire.

Le 19, la crise s'effectua enfin parfaifaitement : les sueurs qui continuaient à couler, l'expectoration d'une matière grasse, cuite, de couleur jaune et très-abondante, les urines, qui pour la première fois parurent troubles, et laissèrent déposer un sédiment copieux, semblable à de la brique pilée et d'un roux blanchâtre, jugèrent et terminèrent complettement cette dangereuse maladie, aussi heureusement que nous pouvions le désirer.

SEPTIÈME OBSERVATION.

Je vais maintenant tracer l'histoire d'une maladie violente dans son début, présentant dans sa durée une foule d'accidens fâcheux, se prolongeant de manière à donner des inquiétudes; remarquable par la hardiesse du médecin, et se terminant enfin, d'une manière assez heureuse.

Un soldat de la garnison, très-bel homme, et d'une taille fort au-dessus de l'ordinaire, âgé de vingt-un ans, d'un tempérament bilioso-sanguin, n'ayant jamais été malade, ressentit subitement, le 21 décembre, après des gardes de nuit très-multipliées, par un tems excessivement rigoureux, ressentit, dis-je, au côté gauche, une douleur pleurétique des plus vives, qui fut bientôt suivie de frisson, de tremblement, de chaleur, d'une difficulté extrême de respirer, de crachement de sang, et pour que rien ne manquât à cette série effrayante de symptômes, d'un flux de ventre fétide.

Réduit à cet état, il resta néanmoins sans secours jusqu'au 25 décembre. Les accidens s'étant alors augmentés d'une manière horrible, on appela enfin un chirurgien militaire. Celui-ci, lui fit au bras droit une saignée, qui ne procura aucun soulagement.

La décoction pectorale, échauffante, qu'il lui fit prendre en grande quantité, et à laquelle il joignit d'autres béchiques plus actifs, n'eut pas un plus heureux succès, et tous ces moyens, loin de diminuer la chaleur, ne firent que l'augmenter. Ainsi donc, cette maladie opiniâtre, au lieu de céder, ne fit qu'empirer et s'accroître chaque jour de telle manière, que le 28 il paraissait près de rendre l'ame.

Chaque inspiration arrachait au malade des cris perçans, causés par l'extrême douleur de côté qu'elle excitait. La fièvre était très-considérable; la langue, d'un blanc verdâtre, était sèche et gercée, l'urine enflammée, limpide, crue et sans aucun sédiment, le visage rouge et gonflé, les yeux saillans, inquiets et féroces, le pouls dur, fréquent, troublé, inégal; le flux de ventre continuait toujours, l'abdomen était retiré, la poitrine était au contraire proéminente; tout, enfin, nous présentait un ensemble de symptômes qui ne pouvait faire présager qu'une terminaison funeste. Appelé pour la première fois près du malade, le huitième jour, j'ordonnai, sur-le-champ, qu'on ouvrît la veine au bras gauche, et je fis tirer environ douze onces de sang épais, qui bientôt se couvrit d'une couenne lardacée et tenace.

On sera peut-être étonné de mon audace, mais elle était nécessitée par l'urgence du cas, et justifiée par l'exemple d'*Hippocrate*, qui, comme il le rapporte dans le 3.me liv. des épidémies, saigna avec succès au huitième jour *Anaxion*, qu'une affection pleurétique avait conduit aux portes du tombeau. Les commentaires que *Galien* et que *Vallesius* ont donnés sur cet article, méritent d'être lus avec la plus grande attention.

Ce qui, dans un cas aussi douteux, m'engageait encore à agir de cette manière, était le précepte que *Celse* nous donne dans le 10.me chapitre du livre 2.e Le lecteur voudra bien me permettre de rapporter ce passage :

« Si la saignée paraît être le seul moyen » qu'on puisse employer avec avantage, » et que, quelque douteux que puisse être » son effet, le malade semble dévoué à » une mort certaine si on ne l'emploie » pas, un vrai médecin doit, dans ce cas, » déclarer que la saignée est la seule et » unique ressource ; mais il ne doit pas » cacher quels sont les dangers qui l'ac- » compagnent, et après cela, si on l'exige, » il doit la pratiquer. Il ne faut donc pas » hésiter, car il vaut mieux, dans une » circonstance désespérée, essayer un re- » mède douteux, que de n'en point em- » ployer du tout. »

Quant à moi, je n'eus point lieu de me repentir de ma hardiesse ; aussitôt après la saignée, tous les accidens diminuèrent, la respiration devint beaucoup plus libre, et les mouvemens de la poitrine s'étant rétablis, elle cessa de s'exécuter par le seul refoulement diaphragme, vers la capacité abdominale.

Je lui fis prendre alors la mixture accoutumée, et j'ordonnai de fomenter les parties douloureuses, avec le liniment parégorique. Ces moyens ne furent pas sans succès : dans l'après-dînée, le malade se plaignit vivement de ressentir une douleur insupportable vers les deux épaules et les clavicules, ce qui me donna beaucoup d'espérance. Le soir je prescrivis un lavement d'eau d'orge, avec le miel et le nitre, qui procura deux selles et beaucoup de soulagement.

Mais vers le milieu de la nuit, tous les symptômes s'exaspérèrent, et la suffocation paraissait inévitable. Dans un danger aussi pressant, je ne crus pas devoir balancer ; je fis donc pratiquer, le 29, de grand matin, la saignée au pied gauche; on tira environ six ou sept onces d'un sang noir. Il est très-important de remarquer que nous étions alors au commencement du neuvième jour de la maladie.

Cette saignée produisit encore un effet merveilleux, tous les accidens diminuèrent, elle procura du calme et du repos, et la respiration devint plus facile. L'urine, cependant, encore décolorée, claire et crue, ne présentait aucun signe salutaire, et aucune apparence de coction.

Pendant tout le courant de la journée l'état du malade fut néanmoins tel, qu'à chaque instant on s'attendait à le voir expirer; il était couché sur le dos, et tellement immobile, que tous ses membres semblaient paralysés; ses yeux demi-fermés, avaient quelque chose de menaçant et de sinistre, sa face était décolorée et livide, le pouls tremblant, inégal, la respiration très-difficile, la toux était devenue impossible. Le col, la poitrine, les cuisses, le front et quelques autres parties, se couvraient de sueurs d'expression, colliquatives et cadavéreuses.

Mais, quelque mauvaise qu'eût été la journée, la nuit fut plus mauvaise encore; à tous les symptômes déjà énumérés, qui n'étaient point encore apaisés, vint se joindre un délire furieux, pendant lequel le malade tenait les propos les plus déraisonnables, et les plus indécens, s'élançait subitement hors de son lit, courait vers la porte, et voulait sortir de la chambre. Ceux qui l'entouraient, l'ayant retenu, en employant la force et les prières, le remirent au lit, et parvinrent enfin à le faire consentir à prendre un lavement rafraîchissant, qui, quelques heures après, et vers le point du jour, procura beaucoup de calme, dissipa le délire qui se renouvelait pourtant par intervalle, mais avec beaucoup moins d'intensité.

Le 30, il était dans son lit, dans un état d'immobilité aussi complette que s'il eût eu tous les membres brisés; les yeux étaient larmoyans, tristes; le pouls petit, faible, tremblant; souvent il rejetait ses couvertures avec violence, l'urine était toujours limpide, crue et enflammée, sans aucun sédiment. A tous ces symptômes fâcheux, s'en joignit encore un autre qui ne l'était pas moins, c'était un tremblement effrayant, universel, et dont il était saisi à chaque fois qu'il faisait une inspiration.

La nuit fut néanmoins meilleure qu'on ne pouvait l'espérer, le sommeil fut paisible, la respiration plus naturelle et plus facile, une douleur très-vive continuant à se faire sentir vers les épaules.

Le 31, le courage et les forces revinrent peu à peu, la face reprit une couleur vermeille, semblable à celle d'un homme en santé; le pouls était assez consistant, égal et régulier, point de fièvre; expectoration accompagnée de soulagement; toux suivie de crachats bien cuits et abondans; urine presque naturelle.

Cependant la nuit entière se passa sans qu'il put dormir un instant, et son repos fut troublé par des douleurs cruelles qu'il ressentait surtout dans le dos. L'année arrivait à son terme, et la maladie ne semblait point encore disposée à finir.

Le 1.er janvier 1739, le visage était gonflé et d'un rouge foncé, le pouls faible, tremblant, inégal, la chaleur brûlante; l'urine claire, un peu enflammée, sans aucun dépôt; suppression des crachats, et néanmoins toux sèche; le malade ne pouvait se coucher que sur le côté droit, et ressentait dans le gauche une douleur très-vive; tous ces symptômes et plusieurs autres aussi fâcheux, n'annonçaient que trop des accidens nouveaux et terribles.

Je tâchai de les prévenir et de les combattre à l'aide de tous les remèdes ordinaires, tant internes qu'externes, auxquels j'ajoutai le looch pectoral et l'onguent anodyn; le premier, pour exciter et faciliter l'expectoration ; le second, pour adoucir les vives douleurs qu'il ressentait dans le dos.

L'emploi de ces moyens ayant été suivi de succès, la nuit suivante fut assez bonne et assez tranquille, quoique troublée de tems en tems par des accès de toux, qui étaient il est vrai avantageux, en ce qu'ils procuraient l'évacuation d'une grande quantité de crachats bien cuits.

La journée du 2 se passa assez bien; le malade ressentit quelques douleurs dans le dos, mais elles étaient supportables; il eut un peu d'appétit, et il prit quelques alimens avec plaisir; l'urine était peu colorée et presque naturelle, le pouls bien régulier. Il dormit paisiblement dans l'après-dînée, et pendant le sommeil la fièvre cessa.

La nuit fut aussi bonne que l'avait été la journée, sommeil doux et réparateur, expectoration copieuse et facile, urine citrine et naturelle, sueur abondante et coulant également de toute la surface du corps.

Le retour à la santé se confirma, et ne nous permit plus de douter du salut du malade. Les yeux avaient repris leur vivacité, le visage sa couleur naturelle, l'appétit était bon, sans être extraordinaire, l'urine comme dans l'état de santé ; il alla à la selle sans lavement, et il recouvra la force de se lever et de s'asseoir.

Le 4, la maladie étant enfin parfaitement et heureusement jugée, il se leva pour la première fois, et ayant quitté son lit, il se promena, ou plutôt il se traîna d'un pas lent et mal assuré, d'une chambre dans l'autre. A l'aide de cet exercice, il put prendre une dose d'aliment un peu plus considérable, la réparation fut plus prompte, sa maigreur se dissipa, et il recouvra peu à peu une santé parfaite.

Ici finit l'histoire de cette maladie, aussi étonnante que rare. Je l'ai rapportée avec la fidélité la plus scrupuleuse, et je crois qu'elle ne sera pas moins utile pour le médecin, que consolante pour le malade qui pourrait se rencontrer dans un semblable cas. Ce qu'il importe surtout d'observer, c'est que pendant tout le cours de cette cruelle maladie, les urines ne déposèrent jamais, ce qui expliquera facilement aux médecins instruits, pourquoi le mal se prolongea si long-tems, et fut si opiniâtre, et pourquoi des crises, qui semblaient devoir terminer la maladie, furent si souvent troublées, furent si difficiles et si incertaines.

Mais si par hasard quelque demi-savant voulait me faire un crime d'avoir osé pratiquer la saignée, le huitième et même le neuvième jour ; sans me donner la peine de lui répondre, je me contenterai de lui citer cette sentence de *Celse* : « Souvent » la témérité réussit, où avait échoué la » raison. » (*Liv.* 3, *chap.* 9.)

HUITIÈME OBSERVATION.

Nous allons maintenant tracer l'histoire d'une maladie qui ne fut guères moins dangereuse que celle qui fait le sujet de la précédente observation.

Le domestique d'un capitaine, jeune homme robuste, bien quarré, d'une taille moyenne, âgé de vingt - trois ans, d'un tempérament bilioso - sanguin, éprouva subitement le 8 janvier, la température étant encore très-rigoureuse, une douleur pleurétique excessivement vive, et occupant le côté droit de la poitrine.

On appela d'abord, suivant l'usage, un chirurgien militaire, qui pratiqua la saignée, mais ne la pratiqua point à l'endroit convenable, et ne tira point une suffisante quantité de sang; il ouvrit, en effet, la veine au pied droit, et quoique l'individu fut pléthorique et sanguin, il ne tira que six à sept onces de sang.

Par ce moyen, loin de diminuer, les accidens ne firent que s'augmenter, surtout par l'usage de la liqueur de corne de cerf succinée, de l'essence de succin, de l'esprit de sel ammoniac anisé, et d'autres remèdes incendiaires qu'il eut la sottise de prescrire à un malade, chez lequel existait déjà une chaleur brûlante.

Aussi la nuit suivante fut si mauvaise, que le malade était réduit à l'extrémité, lorsque le 9, je fus appelé près de lui de très-grand matin. L'ayant trouvé presque désespéré, et respirant avec la plus grande difficulté, je le fis sur-le-champ saigner au bras droit, et l'on tira plus de douze onces de sang, qui, bien qu'il eût plutôt coulé goutte à goutte qu'à plein jet, ne s'en couvrit pas moins d'une croûte blanche, tenace, et épaisse d'un travers de doigt;

ce qui, comme on le voit, ne s'accorde pas avec l'opinion du grand *Sydenham*.

Le malade commença bientôt à se trouver mieux, il respira plus librement, le pouls devint égal, et la douleur aiguë qu'il ressentait au côté, diminua.

Cet état de mieux être, fut encore augmenté par l'usage des moyens doux et anti-phlogistiques dont j'ai déjà parlé tant de fois, et que je substituai aux remèdes actifs et chauds qui avaient été conseillés.

Je fis donner vers le soir le lavement ordinaire, qui lui procura pendant la nuit un sommeil paisible; la douleur de côté diminua beaucoup, la respiration devint plus libre, le pouls égal et régulier.

Le 10, au contraire, la chaleur s'accrut considérablement, le pouls était fréquent, irrégulier, la respiration très-pénible, les envies d'uriner étaient répétées, et accompagnées de douleurs très-vives, les urines, claires et enflammées, ne coulaient que goutte à goutte.

Voyant, vers le soir, que tous les accidens, déjà très-fâcheux, s'augmentaient d'un moment à l'autre, j'ordonnai une nouvelle saignée au pied droit; on tira huit à neuf onces de sang, qui se couvrit encore d'une croûte lymphatique, mais beaucoup plus mince, et plutôt jaune que blanche. Le malade ne tarda pas à éprouver du soulagement.

Le ventre m'ayant semblé trop resserré, et le malade étant tourmenté par les vents, je lui fis donner un lavement adoucissant, très-légèrement tiède, qui procura une selle. A l'aide de ces moyens, la nuit fut bonne, le sommeil paisible ne fut troublé par aucune vision effrayante, et causa un soulagement très-marqué.

Le 11, il y eut encore un peu de mieux, il fut pendant quelques tems levé, il prit à dîner quelques alimens, qu'il mangea d'assez bon appétit; mais le feu était encore caché sous la cendre.

En effet, dans l'après dînée, le pouls devint très-fréquent, la chaleur fébrile reprit une intensité nouvelle, respiration laborieuse, toux fréquente et sèche.

Je continuai l'usage de mes anti-pleurétiques accoutumés; la mixture, la tisane d'orge, avec l'oxymel et le nitre; à l'extérieur, le liniment anodyn.

Il éprouva néanmoins, pendant toute la nuit, des douleurs très-vives, et des anxiétés presqu'insupportables; la région précordiale parut même se tuméfier, le sternum semblait inégalement élevé, ce qui était de fort mauvais augure; heureusement, des douleurs qui s'étendaient vers les épaules, et qui s'accroissaient peu à peu, vinrent nous rendre quelque espoir.

Je fis donner un lavement, qui produisit un très-bon effet, et dissipa en grande partie la violence des symptômes, qui jusqu'alors avaient été très-opiniâtres.

Le 12, tout semblait aller de mieux en mieux, la respiration était plus facile; le malade, dans un état de calme parfait, prit quelques alimens avec appétit.

Mais ce n'était encore que des apparences trompeuses; vers midi les choses reprirent encore un aspect très-défavorable, et tous les accidens, une intensité très-violente, le pouls devint dur, fréquent, serratile, inégal; les crachats abondans, étaient écumeux et mêlés de sang, l'urine enflammée

flammée, crue et d'une acrimonie caustique ; le visage rouge, tuméfié; les yeux ardens, farouches et proéminens; les artères du col et des tempes battaient sans relâche. A cela se joignait la triste nécessité de se tenir toujours couché sur le dos, parce qu'il ne pouvait se tourner sur l'un ou l'autre côté qu'en éprouvant des douleurs si vives, qu'elles lui arrachaient des cris lamentables, et le mettaient en danger d'étouffer.

Il survint cependant, ce jour-là même, une légère diarrhée, et il eut trois petites selles. Je regardai cela comme d'un heureux présage, parce que le flux de ventre spontané se manifesta le cinquième jour de la maladie.

La nuit fut néanmoins plus agitée qu'on ne devait l'attendre, la respiration et l'expectoration plus difficiles (1), et pour com-

---

(1) Il est probable que ces accidens furent les funestes effets de cette diarrhée, que *Triller* regardait comme d'un heureux présage, et qu'il sollicite toujours si indiscrètement avec ses lavemens. Je crois que dans les maladies qui font le sujet de cette observation, et de la précédente, on eut abrégé la durée, et diminué la violence des accidens, en arrêtant le dévoiement, et en appliquant, à propos,

ble de maux, la douleur qui s'était jusqu'alors bornée au côté droit, se propagea tout d'un coup dans la partie gauche du thorax, et fit éprouver au malade des maux insupportables.

Le 13, point de mieux; cependant les urines qui, pour la première fois, parurent troubles, chargées d'un sédiment briqueté, et cinq selles copieuses, annonçaient l'approche d'une crise.

Ce présage ne fut point trompeur, la nuit fut très-calme, et un sommeil doux et réparateur, reposa doucement les membres épuisés du malade.

---

des sinapismes et surtout des vésicatoires, bien préférables dans la maladie dont nous nous occupons, aux lavemens; parce que, quand il s'agit d'opérer une révulsion salutaire, de régulariser des crises, de remplacer, par une évacuation artificielle, des évacuations critiques, imparfaites et difficiles, il vaut infiniment mieux, dans la pleurésie, diriger les mouvemens de la nature vers la peau, que vers le le canal intestinal. Si, comme dans l'un des cas, le malade avait de la peine à uriner, on employerait alors comme antidote des cantharides, le camphre à l'extérieur, en le mêlant à l'onguent et à l'emplâtre épispastique; à l'intérieur, en l'ajoutant au looch blanc à la dose de quelque grains suivant l'indication. (*Note du Traducteur.*)

Le 14, le mieux était encore plus sensible ; les crachats mûrs, cuits et jaunes, n'étaient plus sanguinolens ; la respiration était facile et naturelle ; tout le corps était également baigné d'une sueur douce et tiède; le pouls régulier et consistant, l'urine trouble, laissant déposer un sédiment épais, briqueté; la langue était flexible, humide, mais conservait cependant une teinte verdâtre ; enfin, le malade dîna et soupa légèrement, mais avec appétit.

La nuit, contre notre espérance, fut très-mauvaise, et il n'eut pas un seul instant de sommeil.

Le 15, les accidens s'augmentèrent encore, la douleur de côté devint plus violente, la respiration courte et entrecoupée, le pouls fréquent, irrégulier, inégal, prostration complette des forces, les urines qu'il avait rendues le matin, étaient encore troubles, épaisses et rouges. Un lavement qu'on lui donna vers midi, ne fit rendre qu'un petite quantité de matières liquides et écumeuses, sans procurer aucun soulagement, ce qui nous laissait peu d'espoir. La nuit fut cependant assez bonne, il y eut un peu de sommeil.

Le 16, au matin, il était assez bien, les urines étaient épaisses, troubles et rouges, comme le jour précédent, et néanmoins le corps était couvert d'une sueur tiède, qui coulait également de toute sa surface. Le reste de la journée fut assez tranquille, la douleur des côtés, déjà beaucoup moins vive, ne se faisait plus ressentir que par intervalles assez prolongés; il prit à dîner quelques alimens avec appétit; la nuit fut mauvaise et agitée, la douleur des côtés se fit ressentir avec une intensité nouvelle, les crachats se supprimèrent, et cette suppression fut accompagnée d'un état d'anxiété extrême.

Le 17, la maladie reprit un aspect plus favorable; l'urine, encore rouge et troublée, laissa cependant déposer, pour la première fois, un sédiment copieux, blanchâtre et bien élaboré; le malade éternua aussi deux fois, présage heureux et certain du prochain retour de la santé.

La nuit fut aussi calme que le jour l'avait été, le malade dormit assez bien, quoique son sommeil fut souvent troublé par une petite toux, qui procurait à la vérité l'expulsion facile de crachats abondans, gras et cuits.

Le 18, les choses demeurèrent dans le même état, les urines seulement devinrent claires, limpides, légèrement rouges, et sans hypostase ; tout le corps se couvrit d'une sueur tiède, abondante, coulant de toute sa surface d'une manière égale, et sous forme de gouttelettes ; la nuit fut tranquille, et le malade ne se plaignit de rien.

Le 19, tout allait de mieux en mieux ; pendant le jour l'expectoration fut abondante et facile, les crachats bien cuits, jaunes et gras, les urines de la meilleure qualité, présentant un sédiment épais et légèrement blanchâtre, plus de douleur de côté, plus de chaleur contre nature, mais beaucoup d'appétit, et disposition à réparer les pertes que le corps avait faites pendant la maladie.

Cette journée fut suivie de la nuit la plus paisible, et le malade fut plongé, pendant sa durée, dans un sommeil profond et naturel, qui dura jusqu'au point du jour. A son réveil, il expectora avec facilité, une grande quantité de crachats, parfaitement bien élaborés.

Le 20, la maladie fut enfin jugée entièrement; les urines étaient citrines et naturelles, et notre homme, pour ainsi dire, arraché des bras de la mort, put sortir de son lit; il reprit chaque jour des forces nouvelles, et il parvint bientôt à recouvrer une santé parfaite.

NEUVIÈME OBSERVATION.

Un voiturier, âgé de trente-trois ans, d'un tempérament mélancholico-sanguin, maigre, d'une force et d'une taille médiocre, ayant déjà essuyé deux ou trois affections pleurétiques, fut de nouveau et tout d'un coup, le 15 avril, attaqué de cette cruelle maladie.

Aussitôt il éprouva tous les symptômes qui l'accompagnent pour l'ordinaire, une douleur très-aiguë et pungitive dans le côté droit, chaleur brûlante, respiration entrecoupée et laborieuse, crachats sanguinolens, pouls dur et fréquent, urines claires et enflammées, etc.

La première saignée fut pratiquée dans

mon absence et sans mon avis, au pied droit, mais on n'en obtint point le succès qu'on espérait, et tous les accidens fâcheux que nous venons d'énumérer, bien loin d'être apaisés ou diminués par ce moyen, ne firent que s'augmenter pendant la nuit, qui se passa toute entière sans que le malade pût goûter un instant les douceurs du sommeil.

Le 16 on pratiqua, par mon ordre, une autre saignée au bras droit, et l'on tira environ dix onces de sang; celle-ci produisit un bien meilleur effet. Le malade éprouva aussitôt un soulagement marqué; la douleur aiguë qu'il ressentait diminua peu à peu, la respiration devint plus libre, et il y eut quelques selles spontanées.

Le sang offrait un caillot compact et dur, semblable à la substance du foie, et nageant dans une assez grande quantité de sérosité jaunâtre, mais sa surface ne présentait point la croûte pleurétique, ou cette couche blanchâtre et lardacée, ce qui, selon *Baglivi*, devait être d'un funeste présage.

Les 17, 18 et 19, la maladie n'offrait point de symptômes fâcheux, et sa marche fut assez régulière ; il y eut des sueurs abondantes, l'expectoration fut copieuse et facile, à l'aide de notre mixture anti-pleurétique, préparée avec l'oxymel simple, et que je lui fis boire en grande quantité pendant ces trois jours. Les nuits furent paisibles et agréables.

Le 20, le sang coula en abondance de la narine droite, ce qui parut être d'un heureux présage; il ressentit aussi quelques douleurs dans les épaules, et cela servit encore à augmenter notre espoir. Mais la nuit suivante, la respiration devint si difficile et si laborieuse, que nous craignîmes pour la vie du malade. La chaleur fébrile reprit une nouvelle intensité, tous les accidens s'aggravèrent, la toux s'augmenta surtout, d'une manière horrible, et devint presque convulsive. Pour l'apaiser et faciliter un peu l'expectoration, je prescrivis, avec beaucoup d'avantage, le looch pectoral dont j'ai déjà parlé plusieurs fois ; j'employai aussi, avec non moins de succès, les fomentations et les onctions sur les parties douloureuses.

Vers midi, les choses avaient pris une tournure bien plus favorable. La respiration était infiniment plus libre, l'expectoration était facile, les crachats abondans, assez épais, cependant encore un peu teints de sang; il y avait eu quelques selles spontanées, suivies de soulagement; l'urine, assez abondante et moins inflammée, ne présentait cependant point encore de signe bien marqué de coction, et n'offrait point de sédiment.

La nuit fut aussi bonne que l'avait été la journée; le malade ne dormit pas mal, quoique son sommeil fut interrompu quelquefois par de violens accès de toux.

Du 21 au 25, on eut des indices encore plus certains du retour prochain de la santé, l'appétit vint succéder au dégoût que le malade avait éprouvé jusqu'alors, il eut la force de se lever et de marcher, le sommeil devint profond et non interrompu, les urines de couleur citrine, et semblables à celles d'un homme en pleine santé.

La toux opiniâtre qu'on n'avait encore pu dompter, céda cependant au fréquent usage de notre infusion de plantes pectorales et anodynes, que je faisais boire chaude, et à laquelle j'ajoutai le miel pur.

Ce fut ainsi que cet individu, dont l'affection avait été très-grave, ayant repris peu à peu ses forces, recouvra enfin une santé parfaite.

Pendant tout le cours de sa maladie, le ventre fut constamment libre, et les urines ne présentèrent aucun sédiment, le sang ne se couvrit point aussi de la croûte pleurétique, ce qui ne l'empêcha pas cependant de se tirer d'affaire.

DIXIÈME OBSERVATION.

Un joueur d'instrumens à vent et à cordes, âgé de 28 ans, d'un tempérament bilioso-sanguin, petit et grêle, fut pris subitement, le 15 mai, époque un peu avancée, d'une pleurésie violente, accompagnée de chaleur ardente, de maux de tête insuportables, d'anxiétés considérables vers la région précordiale, de douleurs lancinantes dans les deux côtés de la poitrine, avec des urines épaisses, d'un rouge noirâtre, un peu grasses et peu abondantes.

A ces symptômes, se joignit bientôt une toux très-vive, accompagnée de crachats semblables à des jaunes d'œufs, épais, tenaces, si abondans et si fréquens, que tout ce qui environnait son lit en était inondé, et qu'ils nous inspiraient des craintes bien fondées.

Ce fut dans cet état que ce malheureux passa la nuit, qui fut si mauvaise, qu'il semblait près d'expirer.

Le 16 se passa sans appeler aucun secours, parce qu'il s'était follement persuadé qu'il pourrait, à l'aide de remèdes pectoraux, étouffer le mal dès son origine; mais il n'y réussit pas.

Le 17, ayant été appelé, je me rendis chez lui, et jordonnai qu'on le saignât au pied, parce que les crachats n'étaient pas sanguinolens, et que la douleur occupait les deux côtés. Le sang, dont on tira environ douze onces, était très-inflammatoire, et couvert de la croûte pleurétique. Bientôt tous les accidens diminuèrent; cependant, vers le soir, la chaleur redevint brûlante, la céphalalgie plus vive, la respiration plus difficile, et la douleur des côtés plus violente.

C'est pourquoi je prescrivis la potion ordinaire, avec l'oxymel, et je fis donner le lavement accoutumé. L'emploi de ces deux moyens fut suivi de soulagement, et la nuit fut par suite, assez paisible, quoique troublée quelquefois par la toux.

Le 18, les accidens s'augmentèrent, les crachats se supprimèrent, et l'oppression était considérable; je donnai alors le looch pectoral conseillé par *Sydenham*, je prescrivis les poudres tempérantes, avec la fleur de souffre, et j'ordonnai de fomenter les côtés douloureux avec le liniment anodyn. A l'aide de ces remèdes, il se trouva un peu mieux vers le commencement de la nuit; mais un mal de tête affreux, qui se manifesta tout d'un coup, vers minuit, lui causa une insomnie cruelle.

Le matin du 19, qui était le cinquième de la maladie, et le premier des jours critiques, il y eut, à deux fois différentes, un flux de sang abondant par les narines, et bientôt le mal de tête diminua (1).

---

(1) La nature, dans cette circonstance, vint au secours du malade; mais, en pareil cas, il serait plus prudent d'appliquer au siége huit à dix sangsues, si l'on voyait, comme ici, succéder au soulagement qui suivit la saignée, *une chaleur brûlante, une céphalalgie violente, une respiration difficile, une douleur de côté très-vive.* (*Note du Traducteur.*)

A tout cela succéda une sensation douloureuse vers les épaules, ce qui nous donna lieu de porter un heureux pronostic. Le même jour il y eut aussi plusieurs selles spontanées et copieuses.

Bientôt notre malade, accablé de fatigue, s'endormit profondément; la toux, jusqu'alors si opiniâtre, s'adoucit, et l'expectoration devint moins fréquente. Je continuai donc à faire usage des mêmes remèdes, auxquels j'ajoutai seulement, de tems en tems, l'infusion pectorale avec le miel, que je faisais boire légèrement chaude.

Après avoir passé la nuit la plus paisible, notre homme se leva, se promena, lut, et il éprouva un très-grand désir de prendre des alimens, pour lesquels il avait eu jusqu'alors du dégoût.

Il passa la nuit du 21, dans un sommeil profond, pendant lequel tout son corps s'étant couvert d'une sueur abondante, la maladie fut enfin jugée parfaitement, et le lendemain matin, il rendit des urines copieuses, assez claires, et semblables à celles des gens en santé.

De tous les accidens, il ne restait plus qu'une toux opiniâtre, qui était, surtout le matin, très-incommode et très-vive.

Je lui conseillai donc, quand il eut un peu repris ses forces, de prendre au mois de juin suivant, pendant quatorze jours, les eaux de *Seltz*, mêlées avec le lait de chèvre, ayant l'attention d'observer alors exactement un régime convenable; à l'aide de ce moyen, la toux cessa enfin entièrement, et le malade recouvra une santé parfaite.

Dès le commencement de la maladie, il avait expectoré des crachats purulens, en très-grande abondance, ce qui, si l'on en croit les ouvrages de médecine, est un signe mortel (1).

Pendant tout le cours de la maladie, les urines ne furent ni troubles ni sédimenteuses, mais toujours limpides, claires et enflammées, et cependant le septième jour, il s'opéra une crise heureuse et parfaite.

---

(1) Dans un cas semblable, l'application d'un vésicatoire au bras serait très-utile. (*Note du Traducteur.*)

Il est enfin facile d'apercevoir que la saignée pratiquée convenablement, et surtout le flux de sang abondant qui eut lieu par les narines, lui furent très-avantageux.

Voici, Lecteur, les dix observations particulières d'affections pleurétiques, que j'avais promis de publier; je les ai choisies parmi un grand nombre d'autres, parce qu'elles m'ont semblées les plus propres à faire connaître le caractère véritable et insidieux de la pleurésie, à apprendre aux médecins ce qu'ils doivent faire, et ce qu'ils doivent éviter dans le traitement de cette maladie formidable et perfide.

ADDITION A LA SEPTIÈME OBSERVATION.

Le même soldat, dont j'ai décrit la maladie dans la septième observation, ayant été le 1.er de mars de l'année 1740, année remarquable par son hiver excessivement long et rigoureux, ayant été, dis-je, exposé pendant la nuit à un froid violent, et à la chute continuelle d'une neige abondante, ressentit subitement, dans le côté gauche, la douleur pleurétique, qui était devenue chez lui, pour ainsi dire, annuelle et périodique. Cette douleur fut bientôt accompagnée de fièvre aiguë, de toux opiniâtre, et de crachats sanguinolens.

Le 2, instruit à ses dépens, il se fit saigner au bras gauche; le sang ne coula que lentement, et néanmoins on parvint à en tirer environ quinze onces, et l'on ne ferma la saignée que lors que le malade tomba légèrement en défaillance.

Aussitôt que le sang fut refroidi, il se forma un coagulum semblable, par sa consistance, à la substance du foie; mais sa surface ne se couvrit point de la couche blanche et couenneuse, parce que la maladie étant encore très-récente, l'inflammation n'était pas portée à un bien haut degré.

Bientôt après la saignée, la respiration devint plus libre, la chaleur diminua, et le malade se trouva un peu mieux.

On lui fit prendre alors notre mixture anti-pleurétique, et la tisane d'orge avec le miel; à l'extérieur on employa l'onguent adoucissant et calmant. La nuit fut néanmoins agitée et fatigante, par l'interruption très-fréquente du sommeil.

Le 3, la respiration était encore plus gênée,

gênée, la toux plus fréquente, et les crachats encore plus sanguinolens. On continua constamment les mêmes remèdes, tant à l'intérieur qu'à l'extérieur.

La douleur ayant augmenté vers le soir, on donna le lavement ordinaire, composé avec la décoction d'orge, le miel et le nitre; il procura deux selles copieuses, qui soulagèrent beaucoup le malade, et par suite, la nuit fut beaucoup plus tranquille.

Le 4, tous les accidens étaient diminués, la douleur du côté gauche, qui auparavant était fixe, devint vague, se propagea vers les épaules et les clavicules, et dès lors nous pûmes présager que le malade avait évité les plus grands dangers, et cela avec d'autant plus de sûreté, que les urines qui avaient jusqu'alors été claires et enflammées, devinrent briquetées, et déposèrent un sédiment épais et blanchâtre, la respiration était presque naturelle, et s'exécutait sans obstacle; la nuit fut assez bonne, le malade eut un peu de sommeil, mais il fut troublé par de légers accès de toux assez fréquens.

Le 5, les choses restèrent dans le même

état, la toux devint seulement un peu plus fatigante et plus opiniâtre ; mais elle céda bientôt à l'usage du looch pectoral, que je fis prendre à grande dose ; par son moyen, le malade expectora des crachats ronds, gras, de couleur jaune, et présentant tous les signes de coction. Cette évacuation procura beaucoup de soulagement.

Le 6, tout présentait un aspect aussi favorable, et de plus, l'espérance du retour prochain d'une santé solide ; les urines citrines et semblables à celles que rend un individu qui se porte bien.

Le 7, une sueur abondante, coulant également de toute la surface du corps, des crachats bien cuits, copieux, expectorés facilement, une large évacuation d'urines bien élaborées, terminèrent et jugèrent enfin parfaitement la maladie de ce soldat, qui, deux fois attaqué de cette affection pleurétique, s'en tira deux fois avec le même bonheur.

Il ne fut saigné qu'une seule fois, mais ce fut dès le début, et avant que le mal, qui ne faisait que commencer, eut pu s'accroître et prendre des forces.

Cela nous prouve combien il est important d'employer les moyens curatifs, à l'instant même où ils sont indiqués, et nous montre que l'on doit, surtout dans les maladies aiguës, toujours suivre le conseil du poète qui nous dit :

Venienti occurrite morbo.

Au mal qui vient fondre sur nous,
Sachons, d'avance, opposer des barrières.

Le Lecteur voudra bien me permettre d'ajouter que cette année, dont la température fut très-rigoureuse, fût encore féconde en pleurésies ; le soldat, dont je viens de parler, ne fut pas le seul qui éprouva cette maladie ; je sais que beaucoup d'individus, de l'un et l'autre sexe, tant à la ville que dans les campagnes, en furent attaqués, et j'eus occasion d'en voir plusieurs.

Aux approches du printems, le mal, loin de céder, ne fit qu'acquérir de nouvelles forces, lorsque surtout, le froid, qui, pendant quelque tems avait fait place à une température plus douce, vint à reprendre une nouvelle énergie. Cette fatale maladie, durant les mois de février et de mars, précipita dans le tombeau une foule de malheureux, chez lesquels, faute de connaître le danger et la nature du mal, on ne pratiqua point les saignées dès le début, ou bien chez lesquels on les fit trop peu copieuses, ou chez lesquels, enfin, on n'ouvrit pas la veine dans les endroits convenables.

Quant à ceux, dont les médecins moins timides, surent à propos prodiguer le sang, ils recouvrèrent presque tous et promptement la santé; et plus la maladie paraissait dans son début, vive et redoutable, plus elle était douce dans ses progrès, plus sa terminaison était prompte et facile.

PÉRIPNEUMONIE PITUITEUSE
OU BATARDE.

La péripneumonie pituiteuse, décrite par *Sydenham*, *Boerhaave* et *Huxam*, sous le nom de *peripneumonia notha*, attaque principalement les individus d'un tempérament phlegmatique, les vieillards, particulièrement ceux qui font un usage immodéré du vin, et surtout de l'eau-de-vie; les gens oisifs, qui se nourrissent d'alimens grossiers; ceux qui sont sujets aux affections catarrhales. *Quarin* remarque que cette maladie est très-rare chez les femmes et les enfans, dont les vaisseaux sont plus dilatables. Ces individus sont néanmoins, comme l'observe *Stoll*, très-sujets à la fièvre pituiteuse.

On voit régner la péripneumonie bâtarde dans le même tems que la fièvre catarrhale, et *Huxam* la regarde comme une fièvre catarrhale partielle, dont l'action est déterminée vers le poumon. Elle est fréquente dans l'hiver, quand la température est humide, quand l'air est épais, nébuleux, chargé de brouillards, au commencement du printems, au moment où le froid commence à faire place à une température plus douce.

Les symptômes précurseurs de cette maladie, sont des lassitudes spontanées, un état de faiblesse et d'engourdissement plus considérable qu'à l'ordinaire, somnolence, rougeur livide de la face, respiration fréquente, anxiété, vicissitudes de chaleur et de froid. Bientôt le malade éprouve une oppression considérable, une grande difficulté de respirer, de la toux qui est quelquefois très-violente, il y a peu de fièvre, la chaleur s'élève rarement au-dessus du degré naturel, le pouls est quelquefois très-fréquent, faible et mol, d'autres fois lent et concentré, jamais dur ni tendu, l'urine est quelquefois pâle, et quelquefois très-rouge, quelquefois elle se trouble aussitôt que le malade a uriné, quelquefois même, elle est trouble lors qu'il la rend, elle ne dépose point, elle est écumeuse quand on l'agite, et les bulles dont elle se couvre subsistent long-tems. Très-souvent cette affection est accompagnée de maux de tête si violens, qu'à chaque accès de toux, le malade croit que son crâne s'ouvre et se brise en plusieurs éclats.

Chez les vieillards, l'hydropisie de poitrine est souvent une suite de la péripneumonie bâtarde.

Cette maladie paraît due à l'épaississement pituiteux du sang, à l'état glutineux de la lymphe et de l'humeur séreuse, dont il s'est fait pendant l'hiver un grand amas, par suite de la suppression des évacuations qui se font par la peau.

Cette lymphe glutineuse, mise en mouvement par la chaleur et l'agitation fébrile, et portée vers le poumon (par quelques-unes des causes capables de déterminer l'afflux des humeurs vers ce viscère), en trop grande abondance pour que les vaisseaux puissent lui fournir un libre passage, bientôt engorge, obstrue le poumon, la stagnation devient complette, et la mort en est promptement la suite

Comme la péripneumonie pituiteuse peut participer plus ou moins du génie inflammatoire, il est impossible d'indiquer un traitement que l'on puisse employer invariablement dans tous les cas.

En général, la cure de cette maladie est très-difficile ; le médecin marche sans cesse entre deux écueils ; il doit craindre également la prostration des forces, qui, comme le dit *Huxam*, augmente l'intensité de la maladie en diminuant l'action des solides et des fluides, et en augmentant, par suite, l'épaississement des humeurs, il doit éviter avec soin l'abus des stimulans qui, augmentant le mouvement fébrile, déterminant vers les poumons l'afflux d'une plus grande quantité d'humeurs visqueuses, hâtent le moment de la stagnation complette, qui est, comme nous l'avons dit, bientôt suivi de la mort.

On ne doit donc pratiquer la saignée qu'avec beaucoup de précaution, surtout chez les individus d'une constitution lâche, et chez ceux qui sont déjà d'un âge avancé.

C'est cependant par la saignée qu'on doit commencer le traitement, à moins qu'elle ne soit trop évidemment contr'indiquée, par la prostration extrême des forces, la petitesse, l'inégalité du pouls, et la chaleur qui est au-dessous, ou qui du moins ne s'élève pas au-dessus du degré naturel.

Quarin conseille de faire l'ouverture de

la veine très-large, afin qu'elle ne soit pas obstruée par le sang qui est alors chargé d'une pituite épaisse.

Si le sujet est vieux, si la température est humide, on tirera une moindre quantité de sang.

Sydenham conseille de saigner, de donner le lendemain un purgatif, de saigner encore, et ensuite, de deux jours l'un, de donner un purgatif anti-phlogistique; mais comme l'observe très-bien *Quarin*, ce traitement n'est pas admissible dans tous les cas, et il doit être subordonné aux différences que présentent, et les symptômes, et les individus. Car les gens vigoureux, qui ont de l'embonpoint, qui avant la maladie faisaient usage d'alimens nourrissans et de bonne qualité, peuvent supporter des saignées et des évacuations alvines plus répetées, que ceux qui se trouvent dans des circonstances contraires (1).

---

(1) Quant à moi, je pense que les purgatifs, quoique moins impérieusement contr'indiqués dans cette maladie, que dans la pleurésie inflammatoire, doivent néanmoins être encore proscrits, tant qu'il subsiste de l'irritation, et jusqu'à ce que la

Quand on a combattu, à l'aide de la saignée, la diathèse phlogistique qui pouvait exister (1), les vésicatoires, les évacuans, les atténuans, et les légers stimulans, sont les moyens que l'on doit employer.

Les vésicatoires seuls, réunissent toutes ces propriétés; aussi, du consentement de tous les auteurs qui ont traité de cette maladie, ils doivent constituer la base du traitement. Ils stimulent, ils réveillent, ils donnent de l'action aux solides, les font sortir de l'état de torpeur où ils sont plongés.

---

crise se soit effectuée par les crachats, les sueurs et les urines. Il existe bien surabondance d'humeurs, ces humeurs doivent être évacuées, mais elles ne doivent pas l'être d'abord par les selles; du reste, il est bien certain que les purgatifs sont plus nécessaires à la fin de la péripneumonie bâtarde, pour terminer complettement la maladie, qu'après la pleurésie inflammatoire.

(1) Quand on parle d'évacuans, il semble toujours qu'il n'y en ait pas d'autres que les purgatifs. On oublie que la peau est la voie par laquelle se font les évacuations les plus abondantes, comme l'a prouvé *Sanctorius*; on oublie le précepte d'*Hippocrate*, qui ordonne de soutenir les mouvemens naturels, et d'évacuer les humeurs nuisibles par les voies vers lesquelles elle paraît les diriger.

A raison des cantharides qu'ils contiennent, ils sont puissamment incisifs et atténuans; ils évacuent les sérosités visqueuses qui surchargent tout le système, et particulièrement celui de la poitrine, et en augmentant le ton de la peau, ils favorisent éminemment la transpiration; enfin, ils sont puissamment révulsifs, et sous ce point de vue, ils sont extrêmement utiles dans cette maladie, surtout, quand elle est accompagnée d'un état comateux, produit par l'engorgement des vaisseaux du cerveau, engorgement qui est lui-même une suite de celui des poumons, et des obstacles que le sang rencontre à son retour dans le ventricule droit du cœur. Dans ce cas, de larges vésicatoires appliqués aux extrémités inférieures, aux bras, et sur le lieu douloureux, sont les moyens les plus efficaces que l'on puisse employer.

On peut donner chaque jour un lavement, jusqu'à ce que la respiration devienne plus libre et le pouls plus développé et plus fort; il faudrait cependant en cesser l'usage, s'ils affaiblissaient trop le malade, ou s'ils excitaient la diarrhée. Quand l'état de la maladie et du sujet permettront les purgatifs (qui sont d'ailleurs très-bien indiqués à la suite de cette maladie), on emploiera ceux qui peuvent évacuer sans exciter beaucoup de trouble et d'irritation. Tels sont les minoratifs composés avec la manne, la casse, les tamarins, le séné, le sel d'epsom, etc.

Quarin conseille l'usage de la décoction de racine de bardane, des tiges et feuilles d'hysope édulcorée, avec l'oxymel simple, l'oxymel scillitique, à laquelle on ajoute une petite dose de nitre.

Si ces légers incisifs ne suffisent pas, que les humeurs aient beaucoup de viscosité, que l'oppression soit considérable, qu'elle soit le produit de l'engouement, qu'il y ait peu de chaleur et point trop d'irritabilité, on donnera le kermès à la dose d'un ou deux grains, ou la gomme ammoniaque, dissoute dans le vinaigre scillitique, et délayée dans une infusion d'hysope et de polygala de Virginie; ou mieux encore, le camphre à petite dose, dans un looch blanc, ou dans le julep pectoral.

Quelquefois l'estomac est gorgé de matières pituiteuses, et la nature cherche à s'en débarrasser en excitant des vomissemens spontanés. *Huxam* conseille, dans ce cas, d'aider son action, et d'employer les vomitifs, mais ce ne doit être qu'à très-petite dose, avec beaucoup de prudence, et seulement après avoir pratiqué les saignées nécessaires. A l'aide de ces précautions, les vomitifs pourront être fort avantageux; car leur action, dit l'auteur que je viens de citer, ne se borne pas à l'évacuation de la pituite épaisse qui enduit, surcharge l'estomac, et engorge les poumons, mais la secousse qu'ils impriment à la masse entière des humeurs, les rend plus fluides, et les dispose à être évacués par les selles et par les sueurs qu'ils ne manquent guères d'exciter.

Pendant la durée de la maladie, on prescrira une nourriture légère, et après sa terminaison, le régime se composera de viandes tendres et de facile digestion.

L'usage modéré du vin et des aromatiques, les frictions, un léger exercice, sont très-avantageux dans cette maladie. Quand elle sera guérie, on préviendra l'hydropisie de poitrine, en donnant des pilulles de *Bacher*.

Les huileux, les mucilagineux, l'opium, sont en général nuisibles dans la péripneumonie bâtarde : il en est de même des stimulans trop actifs, ou employés trop tôt, c'est-à-dire, dans la période d'irritation et d'inflammation.

PLEURÉSIE BILIEUSE.

Cette maladie se rencontre rarement simple et tellement dégagée de la diathèse phlogistique, qu'on puisse employer sans danger les vomitifs dès le début, et avant d'avoir pratiqué la saignée : cependant on la rencontre quelquefois, surtout dans les années où, après une épidémie catarrhale, les fièvres gastriques bilieuses viennent à régner épidémiquement; mais il faut que les jeunes praticiens soient bien en garde contre les erreurs qu'ils pourraient commettre à ce sujet, et dans les cas douteux, il sera toujours prudent de faire précéder l'émétique par une ou deux saignées. Il ne faut point perdre de vue l'influence du climat et de la saison, ne point s'en laisser imposer par des vomissemens de matières biliformes, qui souvent ne dépendent que d'une irritation sympathique; il faut bien distinguer l'enduit jaunâtre et mobile de la langue, qui indique réellement la présence de la matière saburrale dans l'estomac, de cette couche blanche, quelquefois même d'un jaune verdâtre, mais inhérente et tenace, qui n'est qu'un signe de l'existence de la diathèse inflammatoire. Il faut être en garde contre cette mollesse du pouls, qui ne dépend souvent que de la gêne de la circulation pulmonaire, et qui se dissipe par l'effet des saignées; il faut enfin ne se décider que d'après une connaissance exacte de la constitution régnante, des causes antécédentes des symptômes précurseurs, et un examen attentif de ceux qui existent.

Les symptômes précurseurs, sont une disposition catarrhale que les malades éprouvent pendant plusieurs jours, quelquefois même pendant plusieurs semaines, perte d'appétit, bouche amère, pâteuse, sueurs nocturnes; ces accidens sont suivis de frissons et même d'une sensation de froid assez vive, mais moindre que dans la pleurésie inflammatoire. A ce froid succède bientôt de la chaleur, oppression de poitrine, douleur ardente qui se fait sentir vers le sternum, dans l'un des côtés du thorax, quelquefois dans toute l'étendue de la poitrine; cette douleur s'augmente rarement par la toux et la respiration; les

les malades se couchent avec une égale facilité sur l'un et l'autre côté, le plus souvent les hypocondres sont tendus et douloureux, surtout quand on les touche; il y a douleur gravative vers la région épigastrique et au-dessous, le contact de ces parties est aussi très-douloureux, rapports amers, constipation ou diarrhée bilieuse, face d'une pâleur verdâtre, surtout aux environs de la bouche et des ailes du nez; les yeux sont tristes, abattus, larmoyans, douleur de tête, souvent la soif n'existe pas, ou si elle existe, elle n'est point aussi vive qu'elle devrait l'être dans une maladie aiguë, bouche amère, saveur douceâtre et nauséeuse, ou bien acerbe et acide en même-tems, la langue et les dents sont couvertes d'une couche d'un jaune verdâtre, mobile et se détachant facilement avec le doigt; tumeur de la région précordiale, sentiment de plénitude de l'estomac, borborygmes, douleur des lombes, crachats glutineux, épais, tenaces, quelquefois sanguinolens; chez quelques-uns, d'une couleur virescente. Dès le début, urines jaunes, jumenteuses, présentant un sédiment mal élaboré, blanc, briqueté, furfuracé, mélangé; nausées, chez quelques-uns, vomissemens bilieux spontanés, qui procurent un soulagement prompt et sensible; la bouche est inondée d'une salive insipide, les malades ne peuvent pas même soutenir l'aspect des alimens; le pouls est mol et plus ou moins fréquent; la fièvre qui accompagne cette affection, offre presque toujours des rémissions et des exacerbations peu régulières, à la vérité, mais beaucoup plus marquées que dans la pleurésie inflammatoire, « dans laquelle la fièvre est dé» cidément continente, dans laquelle au » moins, les redoublemens sont indépen» dans de sa nature, mais tiennent à des » circonstances étrangères, et surtout à la » révolution du jour et de la nuit. » (*Grimault*, Traité des fièvres, tom. 2, pag. 137.)

Tels sont les symptômes qui appartiennent à la pleurésie, ou péripneumonie bilieuse; mais on les rencontre rarement tous réunis chez un seul malade. Les plus constans sont, outre la douleur de poitrine, et la lésion de la respiration, l'état saburral de la langue, la couleur virescente des lèvres et des ailes du nez, les yeux larmoyans, la bouche amère ou douceâtre, les nausées, l'anorexie, la cardialgie, la mollesse du pouls, les vomissemens de matières bilieuses, qui sont suivis de soulagement.

Quand on s'est bien assuré que la maladie est exempte d'inflammation, ce qui, je le répète, est très-rare, on peut donner l'émétique; il procure alors, dit *Stoll*, l'évacuation de matières jaunes et vertes, d'une saveur très-amère, et quelquefois acide et acerbe; après ces vomissemens, l'oppression diminue et même se dissipe, la respiration devient plus facile, la gêne ressentie dans la région précordiale disparaît en tout ou en partie. Avant et après l'émétique, on doit faire prendre au malade de la décoction d'orge, avec l'oxymel, pour faciliter son action, et détacher les matières saburrales. Il est bon aussi d'entretenir la liberté du ventre; on peut employer, pour cet effet, une mixture composée avec l'eau d'orge, le miel et les sels neutres, elle achevera d'entraîner ce qui aurait pu échapper à l'action de l'émétique; en négligeant cette précaution, dit encore *Stoll*, on s'expose à voir les mêmes symptômes se renouveler au bout de quelques jours, ou bien à la pleurésie bilieuse, succéder une fièvre intermittente qui, pour l'ordinaire, est tierce et qu'on doit attaquer par le quinquina, après avoir tenu pendant quelque tems le malade à l'usage des sels neutres.

Quand la matière bilieuse n'est pas assez mobile, il faut faciliter son évacuation, en donnant, quelques jours d'avance, de l'oxymel et des apozèmes, avec les sels neutres. Quelquefois on est obligé de répéter l'émétique.

L'observation a démontré, qu'à la suite des pleurésies bilieuses, les rechutes étaient très-faciles, surtout quand les malades commettaient quelques erreurs de régime, et surchargeaient d'alimens leur estomac affaibli. Il est donc important de les engager à la tempérance, et de redonner, à l'aide des médicamens convenables, aux organes digestifs le ton et l'énergie qu'ils ont perdus, par suite de la maladie, et par l'effet même des remèdes employés pour la combattre.

Quand la pleurésie bilieuse est entièrement dépouillée de toute complication phlogistique, (ce qui, je ne me lasse point de le répéter, est très-rare), la saignée est fort nuisible; elle augmente l'oppression, la difficulté de respirer, la fréquence, la faiblesse du pouls, et ne fait que rendre la chaleur plus ardente (1).

La pleurésie bilieuse ne se juge point comme l'inflammatoire, dans l'espace d'un certain nombre de jours, ni par une crise bien marquée. Jamais je n'ai vu, dit *Stoll*, à la suite de cette affection, ces crachats cuits et puriformes, qui opèrent la solution de la pleurésie vraie.

Stoll dit encore, que dans cette pleurésie, la diarrhée qui se manifeste dès le début, n'est point un symptôme fâcheux, et qu'elle rend même la maladie plus facile à guérir, pourvu, toutefois, que cette diarrhée ne soit pas portée à l'excès, et qu'elle n'amène pas la prostration des forces, et la suppression des crachats; car il faudrait alors l'arrêter à l'aide des lavemens calmans, et même des préparations opiatiques, et du diascordium, si les lavemens ne suffisaient pas.

La pleurésie bilieuse est plus fréquente

---

(1) *Tissot*, Fièvre bilieuse de Lausanne, p. 265.

chez les gens qui digèrent mal, et qui, par la nature de leur tempérament, sont disposés, en même tems, aux affections bilieuses-gastriques, et aux affections catarrhales. Elle est plus fréquente dans les saisons où règne une température chaude et humide, dans le commencement et quelquefois à la fin des étés orageux, surtout dans les pays marécageux, exposés au midi, et à l'abri des vents de nord, dans les pays où les eaux sont de mauvaise qualité.

Cette maladie n'est pas très-rare dans les hôpitaux militaires, quand les troupes ont bivouaqué dans des lieux humides, pendant une saison chaude et pluvieuse, quand elles ont bu des eaux et mangé des viandes à demi-corrompues, qu'elles ont été privées de liqueurs fermentées, qu'elles ont éprouvé de grandes fatigues et fait des marches forcées. Dans la pratique civile, quand le pays est sain, et quand la constitution ne favorise pas éminemment la génération des maladies bilieuses-gastriques, quand ces maladies ne règnent point épidémiquement, quand ces épidémies ne surviennent point dans un tems où il existe encore une disposition catarrhale, la pleurésie bilieuse est si rare, que les praticiens, médiocrement exercés, feront mieux de supposer qu'elle n'existe jamais, plutôt que de s'exposer à commettre, en croyant la voir où elle n'existe pas, des erreurs de traitement qui seraient bientôt suivies de la mort du malade (1).

---

(1) On ne saurait trop s'étonner de la précipitation de certains médecins qui se déterminent si lestement à appliquer des remèdes actifs, et qui doivent décider ou pour la vie, ou pour la mort. « Les médecins, dit » *Piquer*, ne doivent jamais perdre de vue, qu'il » est bien plus difficile, et bien autrement important, de ne pas faire du mal, que de faire du » bien. » *Grimault*, Traité des fièvres, p. 136, tom. 2.

PLEURÉSIE RHUMATISMALE.

CETTE maladie qui est assez fréquente, est pour l'ordinaire précédée de douleurs rhumatismales, occupant les extrémités supérieures et inférieures; ces douleurs existent quelquefois en même-tems que la pleurésie : elle débute souvent sans frisson, et quand le malade en éprouve, il est ordinairement léger et peu durable. La douleur de poitrine se manifeste en même-tems que cette légère sensation de froid. Le siège de la douleur n'est pas borné à un seul point, mais s'étend vers la région précordiale, l'abdomen, les épaules, et souvent occupe la totalité du thorax. Les malades se couchent plus facilement sur le côté sain.

L'oppression est peu considérable, la respiration est plutôt douloureuse que difficile, et la douleur que le malade éprouve en respirant, est plutôt superficielle que profonde. La sécheresse de la peau, des narines, la rougeur des urines, la constipation, ne sont point aussi considérables que dans la pleurésie vraie. La langue est couverte d'un enduit épais, blanc et muqueux. Le sang est éminemment couenneux, et la couche grisâtre dont il se couvre est excessivement épaisse et tenace.

Quoique la pleurésie rhumatismale puisse se juger par les urines et les crachats, elle n'a point de marche fixe ni régulière, et sa terminaison n'a point lieu comme celle de la pleurésie vraie dans les jours critiques. La fièvre n'est point aussi décidément continente que dans la pleurésie vraie, elle est même quelquefois presqu'intermittente.

Le traitement de la pleurésie rhumatismale est, à peu de chose près, le même que celui de la pleurésie inflammatoire; il n'en diffère que par l'application des vésicatoires, qui fait ici partie essentielle du traitement, et qui doit avoir lieu aussitôt après les premières saignées, quand la douleur ne cède pas à leur emploi. « Quel-
» quefois, dit *Stoll*, la méthode anti-
» phlogistique seule termine la maladie;
» mais quand la douleur n'est point adoucie
» par les saignées, on doit appliquer un

» large vésicatoire sur le lieu douloureux,
» ou bien entre les épaules. » (1)

La pleurésie rhumatismale, quoique moins dangereuse, est bien plus opiniâtre que l'inflammatoire. La suppuration en est plus rarement et plus lentement le résultat, et l'on peut saigner à une époque de la maladie bien plus avancée.

Les applications chaudes et sèches sur les parties douloureuses, sont très-utiles. Quand la maladie est terminée ou presque terminée, on hâtera l'entière terminaison, et l'on préviendra les rechutes qui sont ici faciles et fréquentes, en faisant porter au malade des gilets ou camisoles de laine sur la peau, en lui recommandant d'éviter le froid et l'humidité, en le mettant à l'usage d'un julep pectoral, légèrement camphré, et d'une décoction de salsepareille, édulcorée avec le sirop de gomme adraganth.

---

(1) L'application des sangsues sur le lieu douloureux, est aussi très-utile dans la pleurésie rhumatismale.

FIN.

TABLE.

Fin de la Table.

ERRATA.

Page 1, *ligne* 4, aigue, *lisez* aiguë.
Page 20, *ligne* 5, nourrisant, *lisez* nourrissant.
Page 25, *ligne* 5, quelque autre, *lisez* quelqu'autre.
Page 30, *ligne* 16, rendu, *lisez* rendus.
Page 75, *ligne* 19, récentes, *lisez* récente.
Page 83, *titre*, histoire, *lisez* histoires.
Page 143, *celle qui suit est cotée* 134; *et l'erreur subsiste jusqu'à la fin.*
Page 160, *note*, *ligne* 6, naturels, *lisez* de la nature.

www.ingramcontent.com/pod-product-compliance
Ingram Content Group UK Ltd.
Pitfield, Milton Keynes, MK11 3LW, UK
UKHW021141260726
13994UKWH00001B/246

9 782329 124476